SCIENCE

岩波科学ライブラリー 123

新薬スタチンの発見

コレステロールに挑む

遠藤 章

岩波書店

目 次

各章扉写真(白神山地)＝木村貴一氏撮影

プロローグ

コレステロールは生体のあらゆる組織にとって不可欠な物質である。生体膜の重要な成分であり、性ホルモン・副腎皮質ホルモン・胆汁酸などは生体内でコレステロールから合成される。しかし、欧米先進諸国では全死亡者の三分の一以上を占める冠動脈疾患の元凶でもある。事実、欧米先進諸国では冠動脈疾患が長い間死因別の死亡者数で一位を占めてきた。わが国でも、一九八〇年代半ばから冠動脈疾患などの心疾患がガンに次いで死亡者数が二位の座にある。これに三位の脳卒中を加えた循環器疾患は死亡者数でガンにほぼ匹敵する。

心臓を囲む冠(状)動脈は、心筋に血液を供給する重要な血管として知られる。(粥(じゅく)状)動脈硬化によって冠動脈が狭くなると、心筋への血液供給が低下する。さらに冠動脈が血栓で閉塞すると、血液の供給が停止して心筋梗塞の発作を起こし、ひどいケースでは死を招くことも少なくない。

一九六〇年代初めまでに、高コレステロール血症が冠動脈疾患の重要な危険因子のひとつであること、つまり血中コレステロールが高いと冠動脈疾患にかかりやすいことが疫学調査、実験医学および遺伝学によってほぼ明らかにされていた。これを受けて、一九六〇年代に、血中コレステロールを下げるための低下剤が数種類開発された。しかし、どれも薬効が不十分だったり、安全性に問題があったりで、十分な治療効果が得られなかった。

一九七〇年代初めに、私たちはこのコレステロール低下剤の開発を目指していた。そして、カビやキノコなど微生物の中にコレステロールの合成を阻害する物質をつくるものがきっといるはずと、六〇〇〇株の微生物を調べ終えていた一九七三年に、ついに青カビからコレステロール合成阻害剤スタチン一号となる「コンパクチン」を発見した。

期待に反して、コンパクチンは「ラットの血中コレステロールを下げない」「肝毒性の疑いがある」「発ガン性の疑いがある」などの困難に直面して開発が再三中止の憂き目にあう。しかしながら、やがてそのすべてを克服し、重症の高コレステロール血症に対して劇的な治療効果を示し、加えて安全性も優れていることが示された。その後、海外でもコンパクチンに続くスタチンの開発が進められ、私たちが研究を開始した一九七一年から一六年後、コンパクチンの発見からは一四年後の一九八七年に、スタチン二号のロバスタチンがアメリカ食品医薬品局(FDA)の承認を得て発売された。これを皮切りに、これまでに計七種(わが国では六種)のスタチンが商業化され、現在では一〇〇ヵ国以上の国々の三〇〇〇万人を越す患者の治療に用いられている。

五万人の被験者(患者)を対象とした七つの大規模臨床試験から、スタチンは悪玉のLDLコレステロールを二五〜三五%下げ、心臓発作の発症率を二五〜三〇%下げるのに加え、脳卒中の発症率も二五〜三〇%下げることが示された。そのためスタチンは「動脈硬化とコレステロールのペニシリン」「ペニシリンと並ぶ奇跡の薬」などと呼ばれている。さらに冠動脈疾患と脳卒中に加え、スタチンがアルツハイマー病、骨粗鬆症、多発性硬化症と一部のガン(大腸、肺、前立腺など)を予防することも示唆されていることから、スタチンは「万能薬」とも言われる。

スタチンは医薬品産業でも記録的な業績をあげている。二〇〇五年の例で見ると、スタチン製剤の年間総売上高が二五〇億ドル(二兆九〇〇〇億円)に達し、世界の医薬品売上ベストテンの一位と八位の座を占めた。なかでも一位のアトルバスタチンは世界初の年商一〇〇億ドル医薬品(売上一三〇億ドル、一兆五〇〇〇億円)として注目を集めた。

この本は、私がコレステロール代謝とコレステロール低下剤の開発に興味を抱いた一九六〇年代半ばから現在までの四〇年間に及ぶスタチン発見の経緯をわかりやすく述べたものである。なお、スタチン製剤の開発の詳細については、拙著『自然からの贈りもの——史上最大の新薬誕生』(メディカルレビュー社、二〇〇六年)を参照してほしい。

この本の出版は、児玉龍彦教授(東京大学先端科学技術研究センター)のご助言とご援助、ならびに吉田宇一氏(岩波書店)のご協力によるところが大である。そのことを記して、両氏に謝意を表したい。また、文献・資料の調査と整理では蓮見恵司氏、坂井薫・恵夫妻、竹田美智子さんのお世話になった。

二〇〇六年六月

遠藤　章

1 新薬の種を求めて

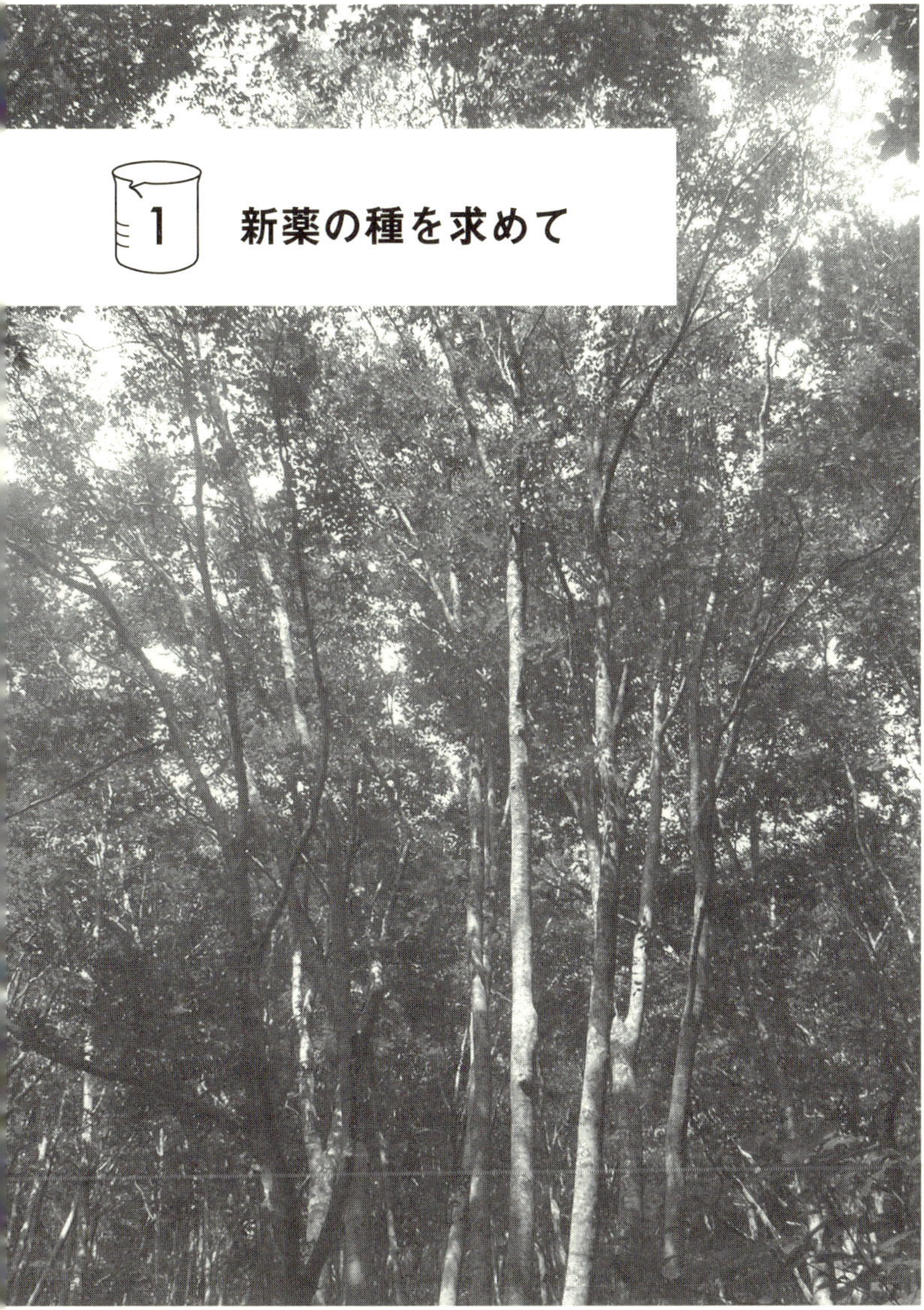

コレステロールと冠動脈疾患

冠(状)動脈の内部に粥状のプラーク(病斑)ができ、血管が狭くなる病態が動脈硬化(正確には粥状動脈硬化症)である。粥状プラークはコラーゲンと平滑筋細胞などを含む外側とコレステロール(結晶)と泡沫細胞などを含む内側からできている。心筋梗塞で死亡した患者さんを見ると、冠動脈の主要部の少なくとも一ヵ所で、通常は二、三ヵ所で、プラークにより血管内部が狭く(狭窄)なるのが認められる。なんと血管内腔の直径が四分の一以下になるまで狭窄が進んでいるケースが多い。

コレステロールがそのプラーク全容積の半分近くを占める症例も珍しくない。コレステロールはプラーク内で合成されるのではなく、ほとんどが血中コレステロールに由来すると言われていたが、一九六〇年代にはまだそれがLDLコレステロール(悪玉コレステロール)であるとは特定されていなかった。

冠動脈の狭窄が進んだときに起こる発作には、重症の心筋梗塞と軽症の狭心症がある。発作が起きたときの胸痛は、狭心症では重圧感、圧迫感などが主な症状であるが、心筋梗塞では激痛とともに不安と死の恐怖に襲われる。心筋梗塞は狭心症と違い、運動、労作、興奮、食事などと無関係に発作が起き、しかも発作の持続時間も狭心症の一五分以内に比べ、三〇分以上と長い。狭心症は安静により自然に治まるし、即効性のニトログリセリンで速やかに回復する。心筋梗塞はニトログリセリンが無効で、死に至るケースが少なくない。

動脈硬化の原因

コレステロールと動脈硬化の因果関係を実験動物で最初に示したのは、レニングラード（現サンクト・ペテルブルグ）の若い病理学者ニコライ・アニチコフである。一九一三年、アニチコフはウサギに高コレステロール食を与えると血中コレステロールが上昇し、重症の動脈硬化を発症すると初めて報告した。しかし、彼の報告はその後約四〇年間科学者たちに無視され続けた。実験動物による動脈硬化の重要性が認められたのは第二次世界大戦後である。理由は、それまでは動脈硬化が老化現象と見なされていたのに加え、当時実験動物として広く用いられたラットとイヌでは、ウサギと違い、高コレステロール食を与えても動脈硬化ができなかったからである。ハトとブタはウサギに似て、高コレステロール食を与えると血中コレステロールが上昇し、動脈硬化になりやすい。ヒトはラットとイヌに近く、高コレステロール食に耐性で動脈硬化になりにくいと言われる。

一九三八年に、カール・ミュラーは若年層に高コレステロール血症と心筋梗塞を起こす「先天性代謝性疾患」を家族性高コレステロール血症（FH）と呼び、FHと心臓発作の因果関係を初めて報告した。ミュラーは、単一遺伝子がＦＨを支配する、常染色体性の優性遺伝性疾患であると述べている。一九六〇年代には、アベジス・ハチャドリアンがＦＨには症状が比較的軽い（病気の原因となる）遺伝子の変異が片方の対立遺伝子にあるヘテロ接合体と変異が双方の対立遺伝子にあるホモ接合体があると報告した。コレステロールが健常人の約二倍（一〇〇ミリリットルあたり三〇〇〜五〇〇ミリグラム）あるヘテロ接合体は、人口五〇〇人に一人の頻度で現れる。一方、出生時からコレステロールが健常人の数倍（高い例では一〇〇ミリリットルあたり一〇〇〇ミリグラムに達する）もあるホモ接合体は人口一〇〇万人に一人の割合で見られる。ホモ接合体の患者さんは幼少期に重症の動脈硬化を発症し、不幸にして二〇歳代前半で心筋梗塞により死亡するケースが多い。

コレステロールと冠動脈疾患の因果関係は疫学研究でも示された。一九五〇年代半ばに、ジョン・ゴフマンは超遠心分離機を駆使して血漿（けっしょう）リポタンパク質を分画し、心臓発作と血漿コレステロールとの間に相関関係があることと、問題のコレステロールが低密度リポタンパクのLDLコレステロールであることを示した。ゴフマンは、高密度リポタンパクのHDLコレステロールが高いと心臓発作の発症率が低いことも観察した。

一九六一年には、有名なフラミンガム調査（スタディ）の第一報が報告された。この調査は一九四九年に、ボストン郊外のフラミンガムで三〇〜六四歳の心筋梗塞未経験者五〇〇〇名（男女ほぼ同数）を対象にしてスタートした。この調査からコレステロールの高いグループ（一〇〇ミリリットルあたり二六五ミリグラム以上）は低いグループ（二二〇ミリグラム以下）に比べ、冠動脈疾患のリスク（発症率）が著しく高いことが示された。高血圧と糖尿病の患者、喫煙者でも健常者に比べ、冠動脈疾患のリスクが有意に高いこともわかった。高コレステロール血症、高血圧、糖尿病、喫煙の四つの危険因子の中の二つ、もしくは三つを同時にもつ患者では、冠動脈疾患の危険因子が一つだけの例に比べてリスクが著しく高いことも示された。

一九七〇年、アンコール・キースは血中コレステロールと動脈硬化の関係を決定づける疫学研究の成果を発表した。フィンランド、ユーゴスラビア、ギリシャ、イタリア、オランダ、アメリカ、日本を対象にしたこの「セブン・カントリー・スタディ」では、一万五〇〇〇名の男性（四〇〜五九歳）を対象に一〇年間の追跡調査が行なわれた。その結果、心臓発作の発症率と血中コレステロール濃度の間に直線的な比例関係が見られたのである。コレステロールは食事中の飽和脂肪酸含量にも比例して増加した。コレステロールが一〇〇ミリリットルあたり二六〇ミリグラム（平均）の東部フィンランド地方の男性は、一六五ミリグラム（平均）のわが国の漁村の男性に比べ、一〇年間の冠動脈疾患による死亡が八倍もの高値を示した。コレステロール値が上記二グループの中間（二〇〇ミリグラム）にあるイタリアでは、冠動脈疾患死がフィンランドの三分の一、わが国の三倍であった。

コラム●コレステロールの種類

血漿（および血清）コレステロールはリポタンパク（質）と呼ばれる一群の巨大粒子に含まれる。リポタンパクは比重（密度）によって、カイロミクロン、ＶＬＤＬ（超低密度リポタンパク）、ＬＤＬ（低密度リポタンパク）およびＨＤＬ（高密度リポタンパク）の四種に大別される。ちなみに、ＶＬＤはvery low densityから、ＨＤはhigh densityから来ている。どのリポタンパクも球状であるが、サイズは密度が高くなるにつれて小さくなる。リポタンパク質はいずれもアポタンパクと呼ばれるタンパク、リン脂質、コレステロール（遊離型およびエステル型）、および中性脂肪（トリグリセリド）からなる。ヒトでは血漿コレステロールの約三分の二がLDLに含まれる。最もコレステロール含量の低いのがVLDL（五％以下）である。中性脂肪の大半はVLDLに含まれる。高脂血症はリポタンパクの組成と量比（表現型）によってⅠ、Ⅱa、Ⅱb、Ⅲ、Ⅳおよび V型の六つに分類される。この中で、Ⅰ型はカイロミクロンが高く、Ⅱa型はLDLが高いのが特徴である。一方、Ⅱb型ではLDLとVLDLの双方が高い。Ⅱb型はカイロミクロン・レムナント（カイロミクロンの代謝産物）とIDL（中間密度リポタンパク）が共に高いのが特徴で、Ⅳ型はVLDLが、またV型はカイロミクロンとVLDLが高い。

どうすればコレステロール値がよく下がるか？

私は一九六三年頃から米国留学に備えて、コレステロールか脂肪酸の生合成を将来の研究テーマにしようと考えていた。その翌六四年に、コンラード・ブロックとヒョドール・リネンが「コレステロールと脂肪酸の生合成機構と調節に関する研究」でノーベル生理学医学賞を受賞したのを知って、コレステロールを第一候補にした。コレステロールの生合成経路はブロック、リネン、ジョージ・ポプジャク、ジョン・コンフォースらの研究で、一九五〇年代末までに主要部分が解明されていた。

一九六五年暮れに、ブロック（ハーバード大）に六六年秋から留学したいと手紙を出したが、研究室が満杯で断られた。次に脂肪酸を研究していたＮＩＨ（アメリカ国立保健研究所）のロイ・バジェロスに問い合わせたが、なかなか返事がこなかったので、ポスドクを探していたバーナード・ホレッカー（アルバート・アインシュタイン医大、ニューヨーク）のデパートメントに、一九六六年秋から行くことにした。ニューヨークには二年間滞在し、ローレンス・ロスフィールドと一緒にチフス菌の細胞壁合成とリン脂質の関係について研究した。この二年間、コレステロール生合成の研究に直接関わる機会がなかったが、以下で述べるように、コレステロールの生合成と代謝に関する最新情報に接する機会には恵まれた。

コレステロールは食事から摂取し、腸管から吸収される「外因性コレステロール」と体内、主として肝（臓）で合成される「内因性コレステロール」の二つの経路で供給される。一九六〇年代後半の研究から、外因性コレステロールが必要量に満たないときは、不足分を内因性コレステロールが補うことがわかった。しかし、外因性コレステロールが必要量を満たせば、外因性コレステロールのネガティブ・フィードバック制御を受けて、肝コレステロール合成は停止する。外因性コレステロールのネガティブ・フィードバック制御を受ける酵素がコレステロール合成の「律速酵素」として知られるHMG-CoA還元酵素（以降「HMGCR」とする）である。

一九六〇年代の研究から、ヒトでは実験動物に比べ、内因性コレステロールのキログラムあたりの比重が高いこともわかってきた。イヌ、ウサギ、サルでは、一キログラムあたり一〇〇～三〇〇ミリグラムのコレステロールを摂取すると、その六〇～九〇％が吸収されるが、ヒトでは四ミリグラムの負荷では五〇％が吸収されるが、四〇ミリグラム（体重六〇キログラムでは二・四グラムに相当）に上げると一〇％（〇・二四グラム）しか吸収されない。したがって、ヒトが一日に必要とするコレステロールを控えめにみて一グラムとすると、ヒトでは大量のコレステロール、たとえば二・四グラムを摂取しても〇・二四グラムしか吸収されないので、残り〇・七六グラムを肝臓で合成している計算になる。

このような研究成果を踏まえて、私はヒトの血中コレステロールを下げる方法としては、当時主流を占めた食事からの摂取量を減らす方法、それと摂取したコレステロールの腸管からの吸収を阻害する方法に比べ、律速酵素であるHMGCR阻害による肝コレステロール合成の阻害のほうがはるかに有効であろうと考えた。

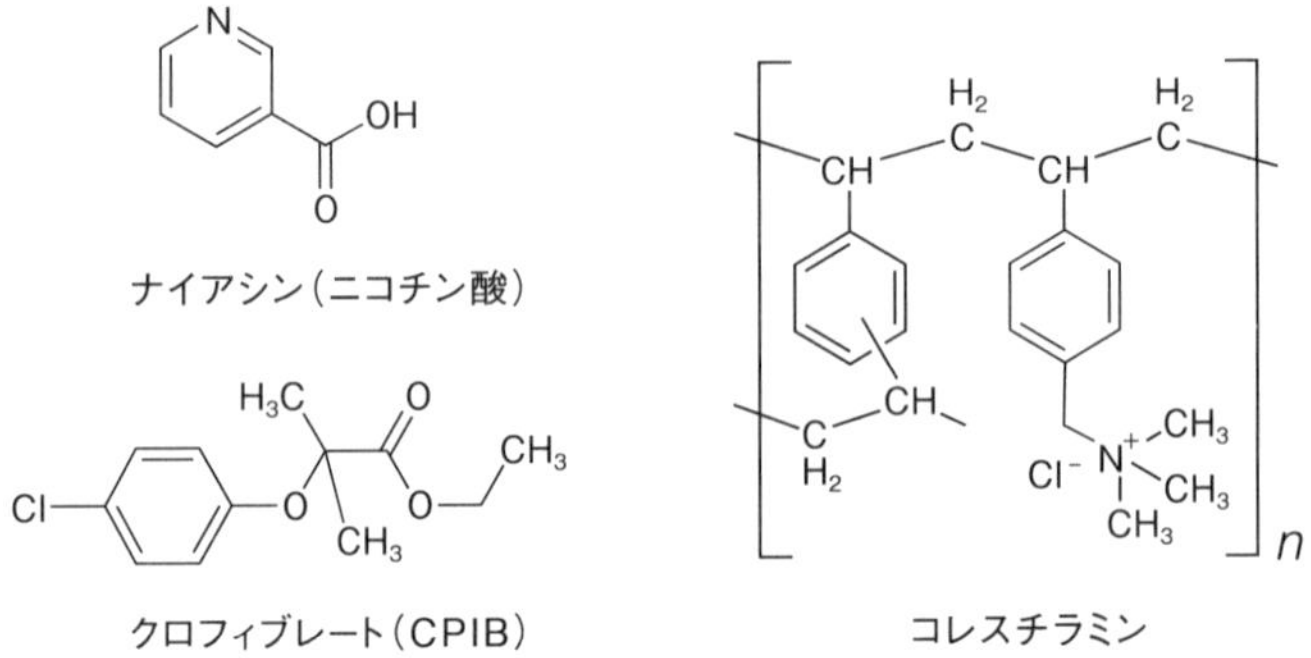

図1　1970年代初期の主な脂質低下剤

一九六〇年代後半には数種の脂質低下剤が商業化されていた。しかし、その中にコレステロール合成そのものを阻害するものは含まれていなかった。たとえば植物ステロールとネオマイシンはコレステロールの腸管吸収を阻害すると言われた。また、コレスチラミン(陰イオン交換樹脂の一種)は、腸管内で胆汁酸(胆汁酸は肝でコレステロールから合成される)と結合して胆汁酸の糞便排泄を促進する。胆汁酸の排泄が促進されると、腸管内の胆汁酸が不足し、これを補うために肝臓はコレステロールから胆汁酸を合成して腸管に供給する。この結果、肝臓のコレステロールが不足するので、肝臓は血中コレステロールを取り込み、回りまわって血中コレステロール値が下がる、という仕組みである。このほかの脂質低下剤——ニコチン酸、クロフィブレートなど——にもコレステロール合成阻害作用は認められなかった(図1)。

留学中一緒に研究したロスフィールドは、数年前に臨床医から生化学へ専門換えしていた。そのため、彼からコレステロールが冠動脈疾患の原因になること、米国では年間数十万人が心臓病で死ぬこと、コレステロールを下げる有効な薬がないことなどを教わることができた。血中コレステロールを下げるためには、食事から摂取する外因性コレステロールを減らすよりも、肝コレステロール合成を阻害するほうがはるかに有効なことに気づいたのも留学中のことである。

研究者のなかには「コレステロール合成の阻害は危険である」と批判的な人が少なくなかった。コレステロールは細胞膜の重要な構成成分であるだけでなく、胆汁酸の原料として生体には欠かせない重要な物質である。加えて、コレステロールは副腎皮質が合成するステロイドホルモンと卵巣と睾丸が生産する性ホルモンの原料でもある。コレステロール合成阻害剤は胆汁酸、副腎皮質ホルモン、性ホルモンなどの合成も阻害して、その欠乏を来たし、その結果、障害(副作用)を招く恐れがあるというのである。

私はこのような考えには賛成できなかった。理由は、コレステロール合成阻害剤は健常人に使うものではなく、コレステロールが過剰に蓄積して困っている患者に投与し、それを正常値にまで下げるために用いるものだからである。血糖値や血圧を下げ過ぎると重い障害が出るように、健常者のコレステロール値を正常値以下にまで下げれば、障害が出てもおかしくはない。しかし、余剰分を減らして正常値に戻すだけなら問題にはならない筈である。コレステロール合成を阻害するといっても、完全に止めるわけではないのだから。

ペニシリンの発見

一九二八年に、ペトリ皿(シャーレ)で黄色ブドウ球菌を培養していたアレキサンダー・フレミングは、ペトリ皿の中に飛び込んできた青カビの周辺にいるブドウ球菌が溶けていることに気づき、青カビが抗菌物質をつくっていると直感した。この青カビの培養液は黄色ブドウ球菌だけでなく、いろいろな病原細菌に対して抗菌作用を示した。フレミングは青カビがつくる抗菌物質に「ペニシリン」と命名し、ペニシリンが感受性病原菌に侵された局所の治療に役立つことを示唆した。発見から一〇年あまり経過した一九四〇年には、オックスフォード大学の生理学者H・W・フローリー、化学者E・B・チェインらを中心とする研究陣がペニシリンの開発に乗り出した。それから間もなく、連鎖球菌に感染したマウスに部分精製ペニシリンを投与して、目覚ましい治療効果を認めた。第二次世界大戦の最中にあった四一年末には、米国でペニシリン開発の巨大プロジェクトが発足した。エール大学、メイヨ・クリニックなどで行なわれた臨床試験でもペニシリンの劇的な作用が認められ、四三年秋には治療を受けた患者が二〇〇名に達した。間もなく、陸軍病院でも臨床試験が行なわれ、第二次世界大戦末期には傷病兵の治療に絶大な貢献をした。一九四五年、フレミング、フローリー、チェインはペニシリンの発見と開発でノーベル生理学医学賞を受賞した。

土壌微生物学者のセルマン・ワクスマンは一九三九年、放線菌から抗生物質を探す研究を開始した。一年後の四〇年には、アクチノマイシンを発見したが、毒性が強く、開発を断念した。翌四一年には、クラバシンを発見した。しかし、これも生理活性が弱いのに毒性が強くてものにならなかった。四二年に見つけたストレプトスリシンという抗生物質はペニシリンが効かない細菌に有効で一時期待されたが、使用中に毒性がでて脱落した。スタートから四年後の四三年に、ストレプトマイシンが四番目の抗生物質として発見されたのである。この間数千株の放線菌がスクリーニングにかけられた。

ストレプトマイシンはペニシリンが効かないグラム陰性細菌、なかでも結核菌に有効なことで期待され、発見から一年後の四四年には、結核患者に投与して有効性が認められた。ストレプトマイシンには耳の障害「難聴」をはじめとする重い副作用が出て、安全性に懸念があったが、四五年に米国で認可された。以来、結核の治療と撲滅に大きく貢献した。ワクスマンはストレプトマイシンの発見で、五二年にノーベル生理学医学賞を受賞している。

世界中で宝探し

ストレプトマイシンの成功を機に、抗生物質探しが世界中で盛んに展開され、六〇年代末までに発見された抗生物質は一〇〇〇種以上になった。このなかには、ペニシリン、セファロスポリン等のβラクタム系抗生物質をはじめ、ペプチドおよびアミノ酸系、アミノグリコシド系、マクロライド系、ポリエン系、プリン・ピリミジン系、アンスラサイクリン系など、実に多種多様の構造をした化学物質が含まれている。生理作用も実に多種多様である。細菌の細胞壁合成を阻害するもの(βラクタム系抗生物質)、ヌクレオチドおよび核酸(DNAまたはRNA)の合成を阻害するもの、エネルギー代謝を阻害するものなどである。

抗生物質の例から、私は微生物の中にはコレステロール合成阻害物質をつくるものがいるだろうと予測した。微生物が抗生物質をつくるのは、外敵である他の微生物を殺すかその生育を阻止して生き残るためだという説があった。私はこの説を取り入れ、微生物の中には、コレステロール合成阻害物質で外的微生物を殺すか、その生育を阻止するものが存在する可能性が十分あると考えた。

一九六〇年代末までに発見された一〇〇〇〇種を越す抗生物質をはじめとする、いわゆる微生物がつくる生理活性物質の大半は放線菌(放線菌は放射状に繁殖するグラム陽性細菌の一群)の代謝産物である。当時、放線菌は生理活性物質の宝庫ともてはやされ、夥しい数の放線菌が世界中の土壌から分離され、宝探しに利用された。一方、カビから発見された抗生物質の数は少なかったが、その中にはペニシリン、セファロスポリンのように、有効性と安全性に抜きん出た、抗生物質を代表するものが含まれていた。細菌からもバシトラシンのような抗生物質が発見されていたが、数はカビよりもさらに少なかった。酵母とキノコから発見された生理活性物質は皆無に近かった。

当時の流行には逆行したが、私はコレステロール合成阻害物質を生産する可能性が高い微生物として、原核生物の放線菌ではなく、真核生物のカビとキノコを選んだ。放線菌がつくる抗生物質の中には優れた抗菌力をもつものが多かったが、ストレプトマイシンの難聴、クロラムフェニコールの再生不良性貧血のように、安全性に懸念がある例が目についた。一部のカビは古くから発酵食品の製造に利用され、キノコの中には食用キノコとして重用されるものがあるのに、放線菌には食品の製造・加工に使用された例がないことも気がかりであった。

カビとキノコを選んだのにはもう一つの理由があった。それは、私が東北地方の山村育ちで少年時代からカビとキノコに接する機会が多く、その頃から興味があったのに加え、製薬会社の三共に入社した一九五七年から六五年までの八年間も、カビとキノコが生産するペクチナーゼという酵素を研究していたので、扱いに手慣れていたからである。

新薬の種探しを始める

一九六八年秋に米国から帰国して、元の職場(三共中央研究所、以下「中央研」とする)に復帰した。それからの一年間は直属上司とその上司(研究所長)との研究方針の違いや、直属上司と私との間にも互いに遠慮があるなどで、まともな研究ができず、職場では退屈していた。事態が好転したのは翌六九年末に新設された発酵研究所(以下「発酵研」とする)に配置換えになってからである。発酵研の有馬洪所長は、技術系の出身で本社と海外での勤務が長く、その間は研究現場から離れていた。しかし懐が深い人で、以前の上司とは違い、私の研究テーマと研究の進め方には寛大であった。お陰で、コレステロール合成阻害物質の探索研究が認めてもらえそうな雰囲気がでてきた。

米国留学中から「コレステロールの吸収阻害剤よりも合成阻害剤のほうがはるかに優れたコレステロール低下剤になる」「カビとキノコの中には他の微生物との生存競争に打ち勝つための武器として、コレステロール合成阻害物質をつくるものがいる」と考えていたので、発酵研に移ったのを機に実践計画の構築に取り組んだ。

カビとキノコから目的の物質が必ず発見できるという保証はなく、賭けのような研究になるので、二年間に数千株の微生物を調べても感触が掴めなかったら研究を打ち切る考えであった。当時発酵研では約二〇〇〇株のカビとキノコを保存していた。微生物学の専門家たちが微生物の収集を続けていたので、数千株のカビとキノコを集めることには問題がなかった。必要な研究設備もほぼ整備されていた。

問題は少ない人数でこれを実行できるかどうかであった。その鍵を握るのが一度に一〇〇以上の検体(微生物培養液、活性成分の抽出・精製工程から出る検体など)を検定(コレステロール合成阻害活性を測定)する実験方法の構築とそれに用いる高価な放射性物質(放射性酢酸など)の使用量を極力減らすことであった。この二つの問題はラットの肝酵素を用いる既存の検定法を一五分の一から二五分の一にスケールダウンした方法を構築し、さらに二日かかった検定作業を一日で終えるように改良したことで解決できた。人手は私を含めて最低四名を必要としたので、当時(一九七〇年春)私と一緒に働いていた二名の研究補助員だけでは人手が不十分であった。

一九七一年四月に、大学新卒の新入社員一名が加わるのを待って、研究補助員二名と筆者の四名で、培養液からコレステロール合成阻害剤を探す「スクリーニング」を開始した。スクリーニングは単純作業の繰り返しである。ラットの肝臓から抽出した酵素液、放射性酢酸、それに緩衝液と七種類の化学試薬と培養液(検体)を混ぜた反応液を試験管にとり、三七℃で二時間反応後に反応液から合成された放射性不鹸化物(コレステロール関連物質)を抽出して放射能を測定する。放射能が培養液を加えない対照に比べ下がっていれば、その培養液中にコレステロール合成阻害物質が含まれていると判定する。阻害活性が強いものについては、培養液から有効成分を抽出する作業に入る。

この方法で、七二年一月までに二六〇〇株の微生物を調べたが、新薬の種にはなりそうもない既知の有機酸(リンゴ酸とシュウ酸など)が活性物質として抽出された。次に、培養液ではなく、培養液を有機溶媒で抽出して有機酸を除去した抽出液を用いる方法に切り替えた。

この改良法で一二〇〇株を調べたところ、七二年四月に、イネとキュウリに寄生する植物病原菌(*Pythium ultimum* I-73)と青カビ(*Penicillium citrinum* P-51)の二株が残った。

植物病原菌I-73株の培養液から抽出単離された活性物質はシトリニンという既知物質であった。シトリニンは黄色ブドウ球菌に有効な抗菌物質として知られていたが、腎毒性があるマイコトキシン(カビ毒)でもあった。シトリニンはラットの血清コレステロール値を十数%下げたので、腎毒性のない誘導体を合成する選択肢もあったが、化学者たちが興味を示さなかったので、この研究を打ち切った。

青カビから発見

青カビP-51株は一九五〇年代半ばに京都市内の米穀店の米から分離された青カビである。一九七二年九月から、青カビP-51(図2・A)株の培養液(二五〇リットル)を用いて活性物質の抽出精製に入った。溶媒抽出、シリカゲルとフロリジルを担体とするクロマトグラフィーなどを組み合わせた結果、八ミリグラムの活性物質(ML-236と仮称)が得られた。ML-236は機器分析から新物質であることが確認された。コレステロール合成阻害活性は非常に強く、一ミリリットルあたり〇・〇七マイクログラム（μg＝一〇〇万分の一グラム）でコレステロール合成を阻害する、有望そうな物質であった。

ＭＬ‐236が新薬の種として認められるためには、急性毒性が低いことに加え、ラットの血中コレステロール値を下げることを示す必要があった。二つの試験には五グラムの試料を必要としたが、二五〇リットルの培養液から八ミリグラムしか取れない（上述）ようでは、五グラムのＭＬ‐236を手に入れるためには計算上一五万六〇〇〇リットルの培養液が必要になる。これは技術的に不可能な話なので、生産性を少なくても一〇〇倍は上げなければならなかった。そこで手始めに、新たに一二株の *Penicillium citrinum* を入手して生産性を調べたが、意外にもＭＬ‐236をつくる株は一株も出なかった。次に青カビＰ‐51株の培養条件をいろいろ変えてみたところ、それまで用いていたＳＭ培地（グルコース二％、肉汁二％、トウモロコシ浸漬液三％を含む）をＭＥ培地（グルコース二％、麦芽エキス二％、肉汁〇・一％）に替えただけで、フラスコでの生産性が一挙に四〇倍に跳ね上がった。飛躍の最大の原因は麦芽エキスにあった。

七三年六月から九月にかけて、青カビＰ‐51株をＭＥ培地で培養した培養液三〇〇リットルから活性成分の抽出精製を進めたが、前回単離したＭＬ‐236（以後「ＭＬ‐236Ｃ」とする）

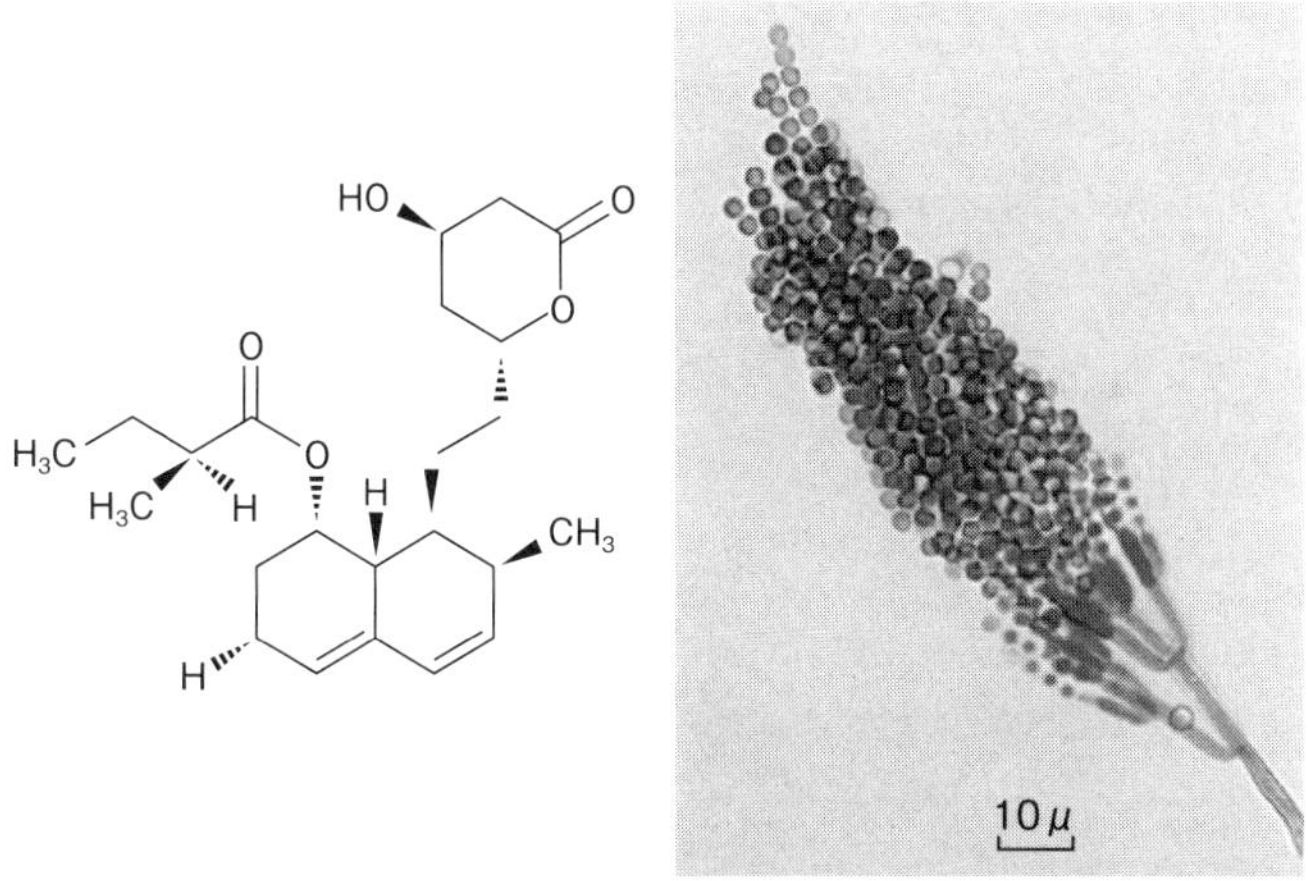

B　コンパクチン
（メバスタチン, ML-236B）

A　コンパクチンを生産する青カビ
（*Penicillium citrinum* P-51）

図2　コンパクチンの構造とコンパクチンをつくる青カビ（ペニシリウム・シトリナム）

に加え、新たに二つの活性物質が得られた。その一つにML-236A、残る一つ(白色結晶)にML-236Bと命名した。運よく、どれも新規物質であった。

翌一〇月にはX線解析法でML-236Bの結晶構造が特定された(図2・B)。その後間もなく、他の二物質の構造も特定され、三物質は互いに構造が似た同族体であることがわかった。コレステロール合成阻害活性はML-236Bが他の二物質の一〇〜二〇倍強く、その上生産量も三者の中で一番多かったので、以後の研究はML-236Bを中心に進めた。これとは別に、七二年八月から、カビとキノコなど二五七〇株を集めて調べた結果、三株にコレステロール合成阻害活性が認められたが、どの株も阻害活性が弱すぎるか、活性物質の生産性に再現性が認められないなどの理由で研究を中止した(図2)。

ML-236Bはその後、英国の研究者たちが別の青カビ(*Penicillium brevi-compactum*)から単離してコンパクチン(compactin)と命名していることがわかったので(後述)、本書では混乱をさけるため以後呼び名をコンパクチンに統一する。

2 動物実験で二度の危機

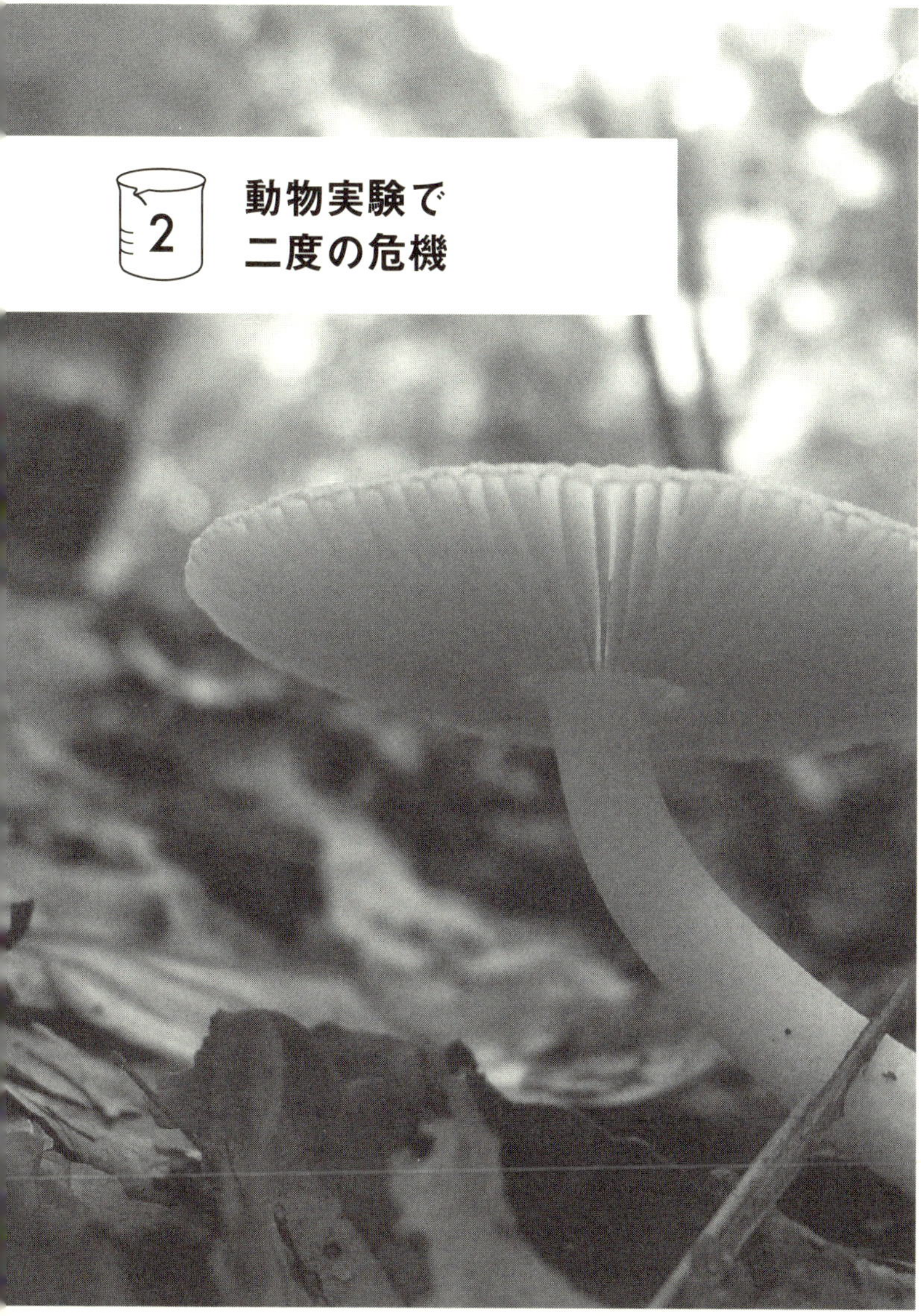

ラットのコレステロールが下がらない

新薬の開発は多数の合成化合物、動植物成分、微生物などから「新薬の種」を探すスクリーニングに始まり、新薬の種が見つかれば、以後、前(非)臨床試験、臨床試験、新薬製造承認申請、認可、発売と続く(図3)。

前臨床試験では実験動物(マウス、ラット、イヌ、サルなど)を用いて、一般毒性試験、特殊毒性試験、一般薬理試験、薬効試験などを行なう。前臨床試験で問題がなければ、臨床試験へ進む。臨床試験は健康なボランティアを対象とする第一相臨床試験に始まり、少数の患者で行なう第二相臨床試験、多数の患者を対象とする第三相臨床試験からなる。

臨床試験、長期(慢性)毒性試験と発ガン性試験などをクリアーし、経済性、原体製造と製剤化にも問題がなければ、厚生労働省に新薬の製造承認申請を行ない、審査を受ける。審査を通過して承認されれば、薬価基準に収載されて、発売(上市)される。新薬の開発には一〇~十数年の年月と二〇〇~五〇〇億円の開発費がかかる。

私が所属する発酵研には動物実験を行なう施設がない上、動物実験ができる研究者もいな

新薬開発のリスクとプロセス

（期間：10-10 数年，費用：200-500 億円，成功率：1／20000-1／5000）

探索（新薬の種探し）（2-4 年）
（合成化合物，微生物などのスクリーニング）

↓

前（非）臨床試験（3-5 年）
（薬効試験，一般薬理試験，一般毒性試験，特殊毒性試験，生化学研究など）

↓

臨床試験（治療）（3-5 年）
第 1 相試験（フェーズⅠ），健常者で安全性を確認
第 2 相試験（フェーズⅡ），少数の患者に投与
第 3 相試験（フェーズⅢ），多数の患者に投与

↓

承認申請と審査（2-3 年）
（中央薬事審議会による審査，認証・許可，薬価基準収載）

↓

発売

図 3　新薬の開発プロセス

かったので、一九七四年一月に、コンパクチン五グラム余を添えて、中央研に急性毒性試験、コレステロール低下作用の評価と一般薬理試験を依頼した。コンパクチンが新薬の種として認められるためには、急性毒性が低く、コレステロール低下作用が認められ、その上一般薬理試験でコレステロール低下作用以外の余計な薬理作用がないことを示さなければならない。

急性毒性試験と一般薬理試験では何ら問題がなかった。ところが、肝心のラットの血清コレ

ステロールがまるで下がらなかった。知らせを受けたのは同年二月下旬であった。無理にお願いして再試験をしてもらったが、結果は同じだった。

中央研生物グループはコンパクチンを人工飼料に混ぜて若い雄ラットに一週間投与後に、血清脂質(コレステロールと中性脂肪)を測定したが、血清コレステロールの低下がまるで認められなかったという。同時に試験したクロフィブレートの添加群ではコレステロールが二一%、中性脂肪が三二%それぞれ下がった。

生物グループは、そもそも社内外から集めた数多くの化合物(検体)をこの方法で評価して、クロフィブレートを凌駕する脂質低下剤の「種探し」を業務としていた。彼らから見れば、コンパクチンも数多い検体の一つに過ぎなかった。若い雄ラットに検体を一~二週間投与する方法は、脂質低下剤の評価法として世界的に普及していた。この評価法で選抜され、商業化に成功した最初の薬剤の例がクロフィブレートである。六〇年代半ばのことである。それ以後、わが国を含む多くの企業がクロフィブレート誘導体を合成し、ラットで選抜してきた。評価試験を担当した研究者は、コンパクチンは新薬の種にはなり得ないと結論して、研究を打ち切った。

自らラットを飼う

コンパクチンが仮に血中コレステロールの高い患者に効きめがあり、しかも安全だとしても、いきなり患者で試験するわけにはいかない。最初は小動物のラットで評価し、結果がよければ、次にイヌで評価するのが当時の開発手順であった。「ラットに効けばヒトにも効く、ラットに効かないものはヒトにも効かない」が世界の常識だったのである。

ところが、古い文献を精査して例外があることに気づいた。一九六〇年代半ばに開発されたコレスチラミンの脂質低下作用は最初コッケレル（生後一年未満の雄のヒナドリ）で認められ、次にイヌで有効性が確認され、さらにコレスチラミンがラットの血清コレステロールを下げないこともわかった。ラットには効かないがヒトには効き、薬になったものがあったのである。これで、コンパクチンにも一縷の望みが出てきた。

当時の流行とはいえ、コンパクチンの評価に若いラットを用いることにも疑問があった。成長中の若いラットにとってコレステロールは必須の成分に違いない。彼らには余分なコレステロールは一滴もないのである。それを無理に下げようとすれば、下げまいと必死に抵抗するに違いないのである。効かないのは当然なのかも知れない。したがって、コレステロールの過剰な高齢ラットが手に入れば、それには効く可能性があった。コンパクチンを投与するのはコレステロールの過剰な高齢者が多いのである。

私の研究室はスレート葺きのバラック(一階建て)の中にあった。雨の日は雨漏りに襲われ、古い鉄製の窓枠は錆びてボロボロで、風が吹くと隙間風が吹き込んだ。夏場は耐えられたが、冬はガムテープを窓枠に貼り付けて寒さを凌いだ。実験室の床は地面にコンクリートを流し込んだだけで、ガラス器具を落とそうものなら、すべてこなごなに壊れた。この粗末な古い建物の中に、四畳半ほどの空き部屋がひとつあった。以前無菌室として使われていた部屋である。短期間ならここで小動物を飼育できたので、七四年三月、自分たちでラットの動物実験を開始した(同年四月からコレステロール・グループは私を含め研究員が四名、補助員三名の計七名となる)。

なぜ下がらない?

残念なことに、血中コレステロール値が高い中高齢ラットは市販されていなかった。そこで手始めにコレステロール値が正常な若いラット(体重一一〇〜一二〇グラム)でコンパクチンが効かない原因を調べてみた。経口投与したコンパクチンがラットに効くためには、①腸管から吸収されて肝に運ばれ、②そこで、しばらくの間コレステロール合成を阻害しなければならない。血中コレステロール値が下がらないのは①、②のどちらかに支障がある可能性があった。しかし、どちらにも支障が認められなかった。一回投与するとその後八時間は肝コレステロール合成が阻害された。しかし、不思議なことに、それ以後は投与を繰り返し続けても、肝コレステロール合成はもはや阻害されなくなった。これが事実なら、原因は不明であるが、コレステロール値が下がらないのは当然である。

つぎに、血中コレステロール値が正常な中高齢ラット(体重二二〇〜二五〇グラム)にコンパクチンを一回経口投与して血清コレステロール値の変化を調べたところ、投与後三時間から八時間までは下がっていた。投与量にもよるが、低下率は二〇〜三〇%になった。しかしそれ以後は投与を続けても、たとえば、一キログラムあたり八〇ミリグラムを四時間おきに五回投与しても、一八時間後には下がっていなかった。予想したことではあるが、体重一一〇〜一二〇グラムの若いラットでは、コンパクチン投与三時間後でもコレステロール値は低下しなかった。以上の実験から、コンパクチンは若いラットには効かないが、中高齢ラットに一回投与すると投与後八時間までは血清コレステロール値を下げることがわかった。しかし、それ以後は投与を続けてもコレステロール値は下がらなくなった。

投与八時間以後、肝コレステロール合成が阻害を受けなくなり、コレステロール値が下がらなくなるのは、コンパクチンが肝臓から消えたからでも、阻害活性を失ったからでもなかった。肝コレステロール合成をコントロールする酵素（HMGCR）が八〜一〇倍も増えたからであった。八倍増えれば、仮にコンパクチンでその活性を八分の一に抑えても、つまり九〇％近く阻害しても、コレステロールは投与前の速度で合成されることになってしまうのである。これが、コンパクチンがラットに効かない主な原因であった。

中高齢ラットにコンパクチンを投与し、回収した糞便を分析したところ、胆汁酸の排泄がコンパクチンによって半減することもわかった。胆汁酸排泄の抑制もコンパクチンがラットに効かない原因のひとつであった。

一九七四年三月から七五年暮れまでの二年近くかけた不慣れな動物実験で、ラットに効かない原因をほぼ解明できた。この間の実験を通して、私は血中コレステロールが過剰な動物モデルがあれば、それにはコンパクチンが効くだろうとした当初の考えに自信が沸いてきた。

ニワトリとイヌには劇的な効果！

発酵研（中央研も）はJR山手線の大崎駅東口から徒歩一〇分の、目黒川沿いにあった。大崎駅の周辺は殺風景であったが、西口にある明電舎の近くには工場群に挟まれて飲み屋が四、五軒あった。私はコンパクチンを発見した頃から、勤め帰りに、時々この飲食街にある「蓬」という小料理屋に立ち寄っていた。一九七六年一月初めに、私は蓬で偶然北野訓敏に会った。北野が中央研病理部の主席研究員（獣医師）であることは知っていたが、挨拶を交わしたのはこれが初めてであった。別に再会を約束したわけでもなかったが、一週間後の一月半ばに、再度蓬で北野と会った。このときの会話から、北野がニワトリ（メンドリ）を使って動物薬の病理試験をしていること、二月半ばにその試験が終了すること、試験が終われば産卵鶏を処分する（殺す）ことなどを知った。そこで、コンパクチンの窮状を話した後で、「産卵鶏を処分する前にコンパクチンを投与してみてくれないか」と頼んだところ、酒の勢いもあって、北野は即座に快諾してくれた。

ニワトリの実験に飛びついたのは、何でもいいからラット以外の動物で一度やってみたかったのに加え、メンドリには効くように思えたからである。大量のコレステロールを含む卵を毎日産むメンドリはオンドリよりも大量のコレステロールを肝臓で合成しているに違いなく、オンドリよりも血中コレステロールが高い可能性があった。そこで、私はオンドリには効かなくてもメンドリには効くだろう、それが駄目でも卵のコレステロールは下がるだろうと期待した。ニワトリの実験には「実験の全期間中私たちがニワトリの世話をみる」ことが条件であった。私は中学生の頃、生家で放し飼いしていた二〇羽ほどのニワトリの世話をしていたので、世話の仕方だけでなく、鶏舎特有の臭いとうるさいニワトリの鳴き声にも慣れていた。

予想は見事的中した。一〇羽のニワトリ(白色レグホーン)を投与群と対照群の二群に分け(各群五羽)、対照群には市販の飼料を、投与群には市販の飼料にコンパクチン〇・二%添加したものを与えたところ、投与開始から二週間後の七六年三月末には、血漿コレステロール値が三分の二に下がっていたのである。コレステロール値はさらに下がり続け、一ヵ月後には二分の一に達した。中性脂肪は二週間後で二分の一に下がった。この間、卵黄コレステロールには十数%の低下が見られた。コンパクチンの投与中も投与中止後もニワトリは元気で、産卵率が低下した以外、なんら異常が観察されなかった(図4)。

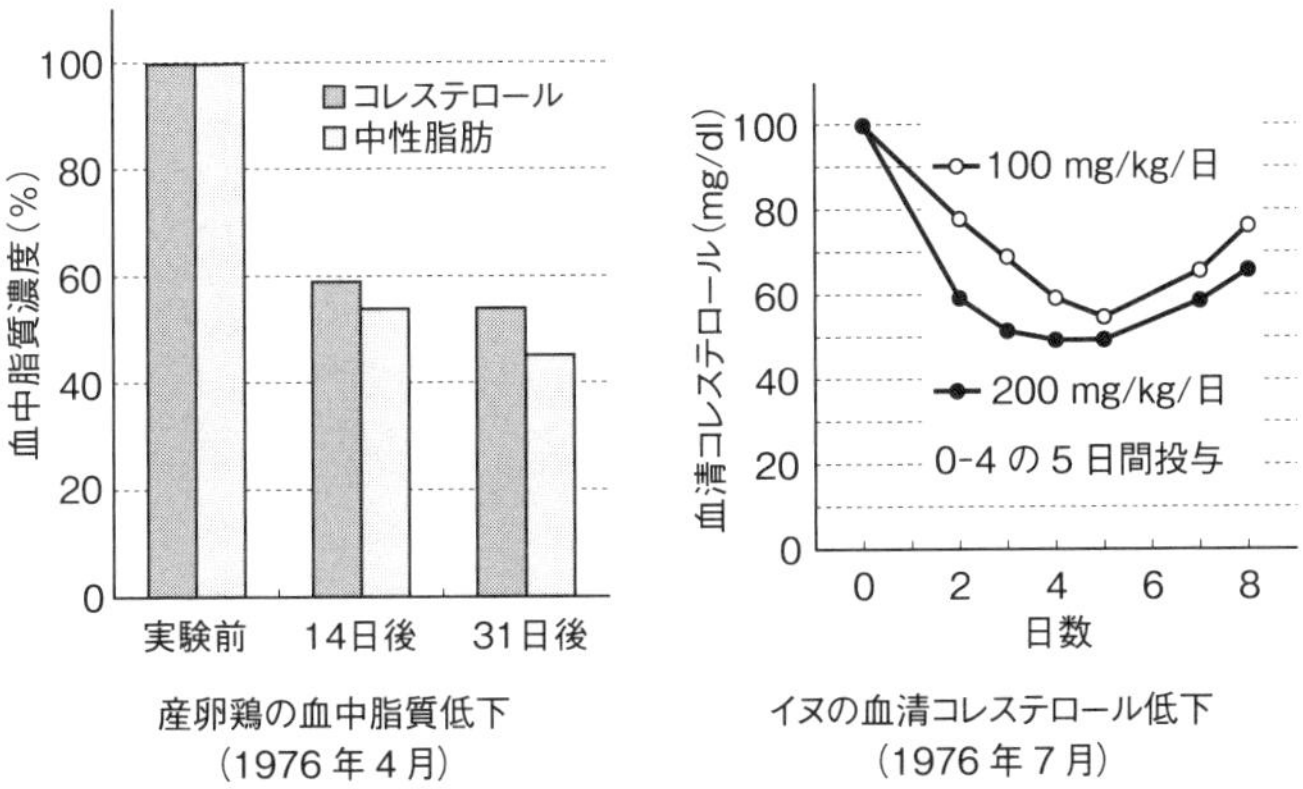

図4　コンパクチンのニワトリとイヌに対するコレステロール低下作用

コレステロール低下剤の開発研究に産卵鶏を用いた例が過去になかったので、常用されるイヌで効果を確認する必要があった。当時、北野は病理研究用に数頭のイヌ（ビーグル犬）を飼育していた。一九七六年七月半ば過ぎに、病理研究の合間を縫って、二頭のイヌにコンパクチンを五日間だけ投与してもらったところ、血清コレステロール値は一日一〇〇ミリグラム（一キログラムあたり）の投与で三日後に三一%、五日後には四七%低下した。二〇〇ミリグラムでは三日後に四九%も下がっていた。簡単な予備実験ではあったが、コンパクチンがイヌのコレステロール値を劇的に下げることは疑いなかった。

ちょうどこの頃、イギリスのビーチャム社（現グラクソ・スミスクライン）の研究者たちが新抗生物質（コンパクチンと命名）を学術雑誌に発表した。構造を見ると私たちが発見したものとまったく同じなので驚いた。生産菌は別のアオカビ（*Penicillium brevi-compactum*）であった。コンパクチンは一部のカビに弱い抗菌作用を示すと書かれていたが、コレステロール合成阻害作用とコレステロール低下作用については一言も書いていなかった。私たちは既に特許出願していたが（七四年六月七日）、ビーチャムは出願していないことがわかり、安堵した。急いで論文を二編書いて学術雑誌に投稿した。二つの論文は同年一二月に掲載された。

七六年八月下旬に、中央研、発酵研、安全性試験センター（以下、安試センターとする）の関係者と私が出席した会議で、コンパクチンが開発候補（新薬の種）として承認され、私をリーダーとする開発プロジェクトが発足した。中央研では薬理グループがコンパクチンの一般薬理を、化学グループがコンパクチンの誘導体の合成を、病理グループが病理をそれぞれ担当した。安試センターは急性毒性、中期毒性、長期毒性、変異原性など毒性と安全性に関する試験を受け持った。コンパクチンの薬効・薬理は本来なら中央研の生物グループが担当する業務であるが、行きがかり上私のグループが担当することになった。

開発プロジェクトの最初の仕事はコンパクチンおよび化学者たちが合成したコンパクチン誘導体（一〇〇種余）の中から候補物質一つを選抜する作業であった。イヌでのコレステロール低下作用、耐容性、安定性などを比較して、最初に発見したコンパクチンそのものを新薬の種に決定した。翌七七年二月に、前臨床試験が一斉にスタートした。

肝毒性の疑いで再度の危機

七七年三月初旬には、イヌとラットにコンパクチンを五週間連続投与する中期毒性試験が安試センターでスタートした。前年暮れには、コンパクチンがニホンザルの血中コレステロールを強力に下げることがわかっていたので、コンパクチンが効かないラットの替わりにカニクイザルでやったらどうかという意見もあった。しかし、新薬開発の前臨床試験からラットを除外した前例がなかったことから、イヌとラットを用いることに決まった。コンパクチンの投与量は、急性毒性試験の結果を基にして、イヌでは一日一キログラムあたり、〇(対照群)、一〇〇、二〇〇、四〇〇ミリグラムの四群、ラットでは〇、二五〇、五〇〇、一〇〇〇、二〇〇〇ミリグラムの五群とした。

試験開始から二ヵ月近く経過した同年四月末に、安試センターの幹部から気がかりだった中期毒性試験結果の予報が電話で入った。残念なことに、いい知らせではなかった。「イヌについては四群とも一切問題がない。ラットでも二五〇ミリグラムでは問題がないが、五〇〇ミリグラム以上の高投与群では肝細胞のリソゾームに見慣れぬ〈微細結晶〉が認められたので安全性に懸念がある」との説明であった。

この試験では、コンパクチンを動物に五週間投与後に、(人間ドックでも行なう)一般症状、血液検査、血液生化学検査に加え、と殺後の解剖所見、光学顕微鏡と電子顕微鏡による病理組織検査なども行なった。その結果、イヌの全群とラットの二五〇ミリグラム群については、すべての検査で異常が認められなかった。ところが、ラットの五〇〇、一〇〇〇、二〇〇〇ミリグラムの三群については、光学顕微鏡による病理組織検査で、肝細胞の一部に「空胞」が認められ、電子顕微鏡を用いた検査では一部肝細胞のリソゾーム(上記、空胞に相当する)に〈微細結晶〉が観察された。この結果、ラットについては二五〇ミリグラムを「無影響量」(安全量)、五〇〇ミリグラム以上を「影響量」(毒性が出る量)と判定された。

私は二五〇ミリグラムまでは安全性が確認されたのだから、それで十分ではないかと主張したが、毒性学者たちは「五週間の投与では微細結晶による肝毒性が認められないが、さらに投与を続けると好ましくない毒性が出るかもしれない」として譲らなかった。毒性学者たちは微細結晶が「悪者」かどうか断定はできないが、悪者ではないとする前例(論文)も見つからないので、「悪者かも知れない」とおびえているだけのようにも思われた。

問題の微細結晶は電子顕微鏡の視野に、たまに一、二個見える程度であった。それに、二五〇ミリグラムは当時予測したコンパクチンのヒトでの有効量（一ミリグラム）の二五〇倍である。五〇〇ミリグラム以上で微細結晶が出たといっても、悪者と決まったわけではない。私自身は毒性学の専門家ではないが、あまり心配していなかった。しかし、ヒトでの有効量を判断材料に取り入れるという私の考えは、毒性学者たちの理解を得られなかった。

微細結晶問題の発生から一週間後の七七年五月初めには、テキサス大学（ダラス）のジョセフ・ゴールドスタインからこんな内容の手紙をもらっていた。

「テキサス大学病院で治療中の、家族性高コレステロール血症（ＦＨ）ホモ接合体の八歳の女の子とＦＨヘテロ接合体の三九歳の男性の二例が非常に危険な状態にある。他に治療法がないので、コンパクチンで治療してみたい。テキサス大学のサイエンス・コミッティとＦＤＡ（アメリカ食品医薬品局）の承認が得られると思うので、是非協力してほしい」。

ゴールドスタインと共同研究者のマイケル・ブラウンは、コレステロール代謝と高コレステロール血症の研究では世界の第一人者であった。二人が重症患者でコンパクチンの有効性と安全性を示してくれれば、コンパクチンの開発を渋る毒性学者たちを説得する強力な味方となるに違いなかった。上司も私と同じ考えであったが、国内の動脈硬化学界の有力者の同意が得られず、テキサス大病院での治験を諦めざるを得なかった。

毒性学者の言い分

コンパクチンの開発を軌道に乗せるためには、微細結晶を特定して、悪者ではないことを示し、さらに微細結晶の生成経路が解明されなければならない、と毒性学者たちは主張した。この問題は毒性学者の専門分野ではなく、生化学者が担当すべき問題であった。しかし、多くの生化学者を抱える中央研からは、協力者が得られず、この問題も私たちが引き受けることになった。

ヒトの遺伝性疾患「コレステロール・エステル蓄積症（ＣＥＳＤ）」では、肝リソゾーム中にコレステロール・エステルが蓄積することが知られていた。問題の微細結晶がラット肝細胞のリソゾーム中に存在することから、私は微細結晶問題の解決にＣＥＳＤの例が参考になると考えた。

肝細胞は血中のＬＤＬを取り込み、リソゾームの酸性リパーゼの作用でＬＤＬコレステロール・エステルを加水分解して、（遊離型）コレステロールに換え、それを細胞膜の形成、胆汁酸の合成などに利用する。酸性リパーゼを欠損するＣＥＳＤ患者では、コレステロール・エステルが加水分解されず、未分解のままリソゾーム中に蓄積する。微細結晶の例と同様に、光学顕微鏡で肝細胞中に空胞が観察されるのもＣＥＳＤの特徴の一つとして知られていた。ＣＥＳＤの例から、私は酸性リパーゼが正常でも、肝細胞が酸性リパーゼの処理能力以上のＬＤＬを取り込めば、リソゾームにコレステロール・エステルが蓄積すると考え、微細結晶はコレステロール・エステルであるとする仮説を立てた。ラットはヒトに比べて血中のＬＤＬコレステロール濃度がかなり低いのが特徴で、ヒトとは若干事情が異なるという不安要素があったが、この仮説を前提にして、その立証に努めた。

一九七七年八月には、当時大阪大学第二内科の山本章（現国立循環器病センター研究所名誉所員）から、ＦＨホモ接合体の重症患者（ＳＳ、当時一八歳の女性）の治療にコンパクチンを使ってみたいとの依頼があった。しかし、国内の治験で重篤な副作用でも出たら、それこそ大変だと言う上司の考えで、しばらく待ってもらうことにした。

一方、安試センターの毒性学者たちは、リソゾーム中にできた微細結晶がコンパクチンの

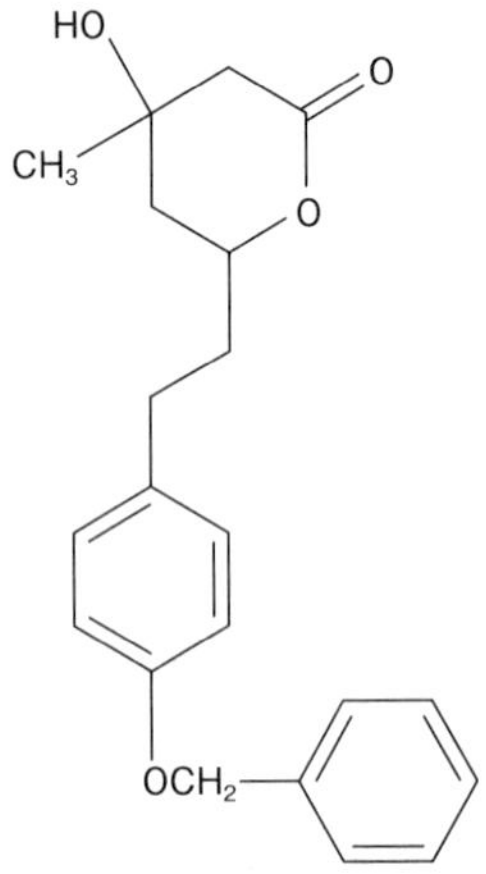

図 5　ライバル化合物 RWX−163

投与を止めることで消失するか否か、つまり微細結晶の生成に可逆性があるのかないのかを調べる実験を行なった。この実験はコンパクチンの復活を左右する重要な実験のひとつであると彼らは考えていた。副作用がある薬でも、休薬後に副作用が容易に消えるものには、薬になる可能性が残されていたからである。ところが、ラットにコンパクチンを五週間投与後に四週間投与を止めても微細結晶は消えずに残っていることが、同年一〇月に明らかになった。

この頃から、中央研と安試センターではコンパクチンの研究から手を引き、コンパクチンに似せて合成した化合物(ＲＷＸ−163)の開発研究を強力に進めるようになった(図5)。同年一二月には、ＲＷＸ−163が、コンパクチンと違って、ラットの血中コレステロールを下げ、しかも微細結晶が認められないことも示された。新薬開発の主導権を握る中央研と安試センターの関心がＲＷＸ−163に替わったことで、コンパクチンはいよいよ窮地に立たされることになった。

当時、私たちは問題の微細結晶がコレステロール・エステルであることをほぼ証明していた。コンパクチンによって欠乏するメバロン酸をコンパクチンと一緒に投与すると微細結晶が激減することも実験で証明した。この実験から、微細結晶ができるのはコレステロール合成を極度に阻害したからで、コンパクチンにはコレステロール合成阻害以外の毒性がないことも明らかになった。さらに安全量の一日二五〇ミリグラム(一キログラムあたり)とヒトでの有効量(予測値)の間には二五〇倍もの差があることなどを根拠にして、コンパクチンの復活を繰り返し主張したが、残念ながら話が通じなかった。こんな単純明快な議論がなぜ理解してもらえないのか、三〇年後の現在でも不思議でならない。

コンパクチンは海外でも容易には認められなかった。一九七六年から翌年にかけて、世界最大の製薬会社のひとつメルクを筆頭に、サンド(現サノフィ・アベンティス)、イーライリリー、ワーナーランバート・パークデービス(現ファイザー)の各社にコンパクチンの結晶を提供したが、どこもラットに効かなかったと言って興味を示さなかった。イーライリリーの研究者はコンパクチンがコレステロール代謝の研究試薬としては役に立つが、コレステロール低下剤にはならないだろうと言ってきた。コンパクチンを発見したビーチャム(現グラクソ・スミスクライン)の研究者は、コンパクチンは有用な脂質低下剤にはならないと一九八〇年頃まで主張し続けた。

七七年八月二九日からの四日間、米国フィラデルフィアで開かれた脂質代謝関連医薬に関する「DALM(Drugs Affecting Lipid Metabolism)国際シンポジウム」で、私が発表したときもそうだった。私の前にドイツの研究者がクロフィブレート誘導体について発表したときは満員だった会場が、私の番になると三分の一以下に減ってしまったのである。シンポジウムの全体会議で、ウィリアム・ベンツは開発中の有望な脂質低下剤を紹介したが、その中で、最も多くしかも強い関心を集めたのが、クロフィブレート誘導体であった。紹介されたクロフィブレート誘導体の中で、リパンチル(フルニエ、フランス)、ベザフィブレート(ベーリンガー・マイハイム、西ドイツ)、ゲムフィブロジル(ワーナーランバート・パークデービス、米国)、シプロフィブレート(ウィンスロップ、米国)はその後相次いで商業化された。

3 重症患者には安全でよく効いたのに

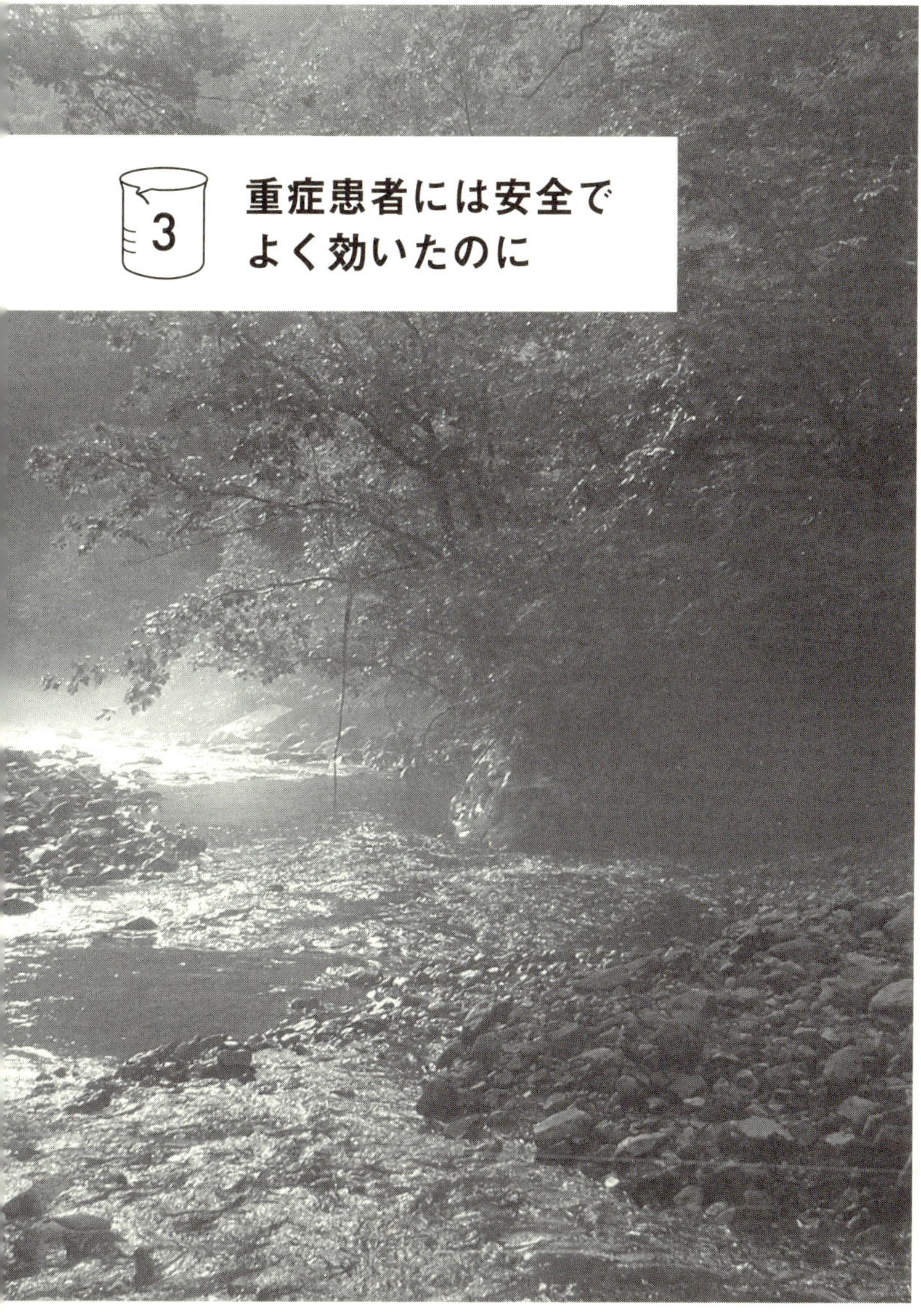

再復活へ

このままではコンパクチンが見捨てられるのも目に見えていたので、一九七八年の新年早々、私の上司は山本章(阪大医)から依頼されていた重症患者(ＳＳ)に対するコンパクチンの治療に協力することを決断した。他に治療法がない重症患者に、医師の判断で開発途上のコンパクチンを投与することは倫理上も許されることであった。この治験はコンパクチンに対する社内の誤解を解き、開発を軌道に乗せる最後のチャンスでもあった。

患者ＳＳは当時まだ一六歳だったが一九七六年五月から、阪大病院(第二内科)で山本の治療を受けていた。家系調査と血清コレステロール値から、彼女の両親と姉が家族性高コレステロール血症(ＦＨ)ヘテロ接合体で、血清コレステロール値は、一〇〇ミリリットルあたり三一〇〜五〇〇ミリグラム、ところが、ＳＳの血清コレステロール値は一〇〇三ミリグラムであった。あきらかにＳＳはＦＨホモ接合体であると判定された。

ＳＳがＦＨホモ接合体であることは、彼女の培養皮膚繊維芽細胞のコレステロール代謝を調べた山本と私たちの共同研究からも支持されていた。ＳＳの病状は日が経つにつれて悪化し、七八年夏には心臓発作を頻発するようになっていた。同年一一月には冠動脈バイパス手術を受け、手術は成功したものの、SSの病状は良くはならなかった。

七八年一月半ばに、私は阪大医学部を訪ね、山本と西川光夫(山本が所属する第二内科の教授)に会い、コンパクチンの結晶粉末(五〇グラム)を手渡した。この席で、西川が「当第二内科が治験を依頼したもので、当方の責任で行なう」と約束した。

この頃には、私たちの研究で、問題となっていた微細結晶がコレステロール・エステルであるとの結論を得ていた。コレステロール・エステルは常時、副腎皮質(特に束状帯)、卵巣黄体、精巣、腸間膜脂肪組織、胆のう粘膜など多くの生体組織中に存在する。したがって、大きく過剰にでも蓄積しない限り、毒性が問題になる物質ではなかった。すでに述べたように、ラットにコンパクチンとコンパクチンによって合成阻害を受けるメバロン酸を同時に投与すると微細結晶が激減することも示された。これによって、コンパクチンにはコレステロール合成阻害活性以外の毒性がないという確信を得ていた。

投与開始から二週間後の深夜、山本から私の家に電話があった(秘密保持のため職場では電話ができない)。「一〇日後あたりから血中総コレステロールが低下し、現在一〇〇ミリリットルあたり九〇〇ミリグラムから七二〇ミリグラムまで低下した。中性脂肪はもっと下がった。副作用の兆候は認められない」との明るいニュース。直ちに電話で就寝直前の上司に報告。

翌朝、上司は安試センター(静岡県袋井市)に出張。幹部を集めて阪大の治験が成功したことを告げ、コンパクチンの開発を積極的に進めるよう指示する。ところが、それから一〇日後、阪大での治験に異変があり、コレステロールは六五〇まで低下し、中性脂肪はさらに下がったものの、筋障害のマーカーである筋原性酵素のCPK、ALD値の上昇、歩行不能なの重い副作用が現われ、投与が中止された。幸い投与中止後、CPK、ALD値が急速に正常値に回復し、筋障害にも回復の兆候が見られ、大事には至らなかった。

治療開始から一ヵ月後に阪大病院に入院中の患者(SS)を見舞ったときは、まだ歩くことができず、ベッドに座ったままであった。ただ、熊のぬいぐるみを抱きながら、笑顔で山本の問診を受けるSSの姿を見て胸をなでおろした。

コンパクチンはSSのコレステロール値を期待したほどは下げなかった。その上強い副作用が出たので、西川と周囲の医師たちから山本は酷評を浴びた。しかし、黄色腫の退縮が進み、頸部から前胸部にかけて聞こえていた血管雑音が小さくなったことに注目した山本は、SSよりは軽症のFHヘテロ接合体を含む原発性高コレステロール血症患者(血清コレステロール値が二九〇〜四五〇)の治療に踏み切った。

二人目の患者YS(二八歳の男性、IIa型高脂血症、FHヘテロ接合体)の治療は三月半ばに始まり、最初二五〇ミリグラムのコンパクチンを朝夕の二回投与したところ、投与開始時に三五〇ミリグラムあった総コレステロール値が七日後には一九〇ミリグラムまで急降下した(低下率四六%)。その後コンパクチン五〇ミリグラムを一日一回(朝)投与し続けたところ、総コレステロール値は二五〇に落ち着いた(低下率二九%)。コレステロールの低下率は五〇ミリグラムを朝または夕に一回投与しても、二五ミリグラムを朝夕の二回に分けて投与しても変わらなかった。この治療から、当初SSに与えた一日五〇〇ミリグラムの一〇分の一の量でもFHヘテロ接合体には十分有効で、しかも副作用が認められないことがわかってきた。

同年四月一日には、投与量を前回の五分の一(一日一〇〇ミリグラム)に下げてSSの治療を再開したが、コレステロール低下作用と副作用のいずれも認められなかった。その後投与量を一日二〇〇ミリグラムに増やして投与を続けたところ、前胸部から頸部にかけての雑音が減少し、黄色腫も縮小したが、コレステロール値は九〇〇前後で推移した。筋障害、肝機能障害などの副作用は認められなかった。

当時は、コンパクチンがＦＨヘテロ接合体のコレステロール値を下げるのに、ＦＨホモ接合体にはほとんど効かないのはなぜだかわからなかった。数年後に、ゴールドスタイン、ブラウンのグループはスタチンが効かないのは、ＦＨホモ接合体の細胞にはＬＤＬコレステロールを取り込むＬＤＬレセプターがないからであることを示した。

同じ頃、山本は三人目の重症患者(ＭＯ、四〇歳の女性、総コレステロール値三五〇ミリグラム、IIa型)の治療を開始。コンパクチンの投与量は初め一〇〇ミリグラム(朝夕各五〇ミリグラム)にした。二週間後には総コレステロール値は一六〇に低下したので(低下率五四%)、その後、五〇ミリグラム(一日一回)に切り替えたところ、低下率は二九%で落ち着いた。低下率は二五ミリグラムを朝夕二回の投与でも変わらなかった。治療期間中、副作用は一切認められなかった(図6)。

山本が果敢に進めた三名の重症患者の治療から、コンパクチンはＦＨホモ接合体には効かないが、ＦＨヘテロ接合体を含むIIa型高脂血症には極めて有効で、投与量一日あたり五〇ミリグラムで血清コレステロール値が約三〇%低下し、その上副作用がほとんど認められない

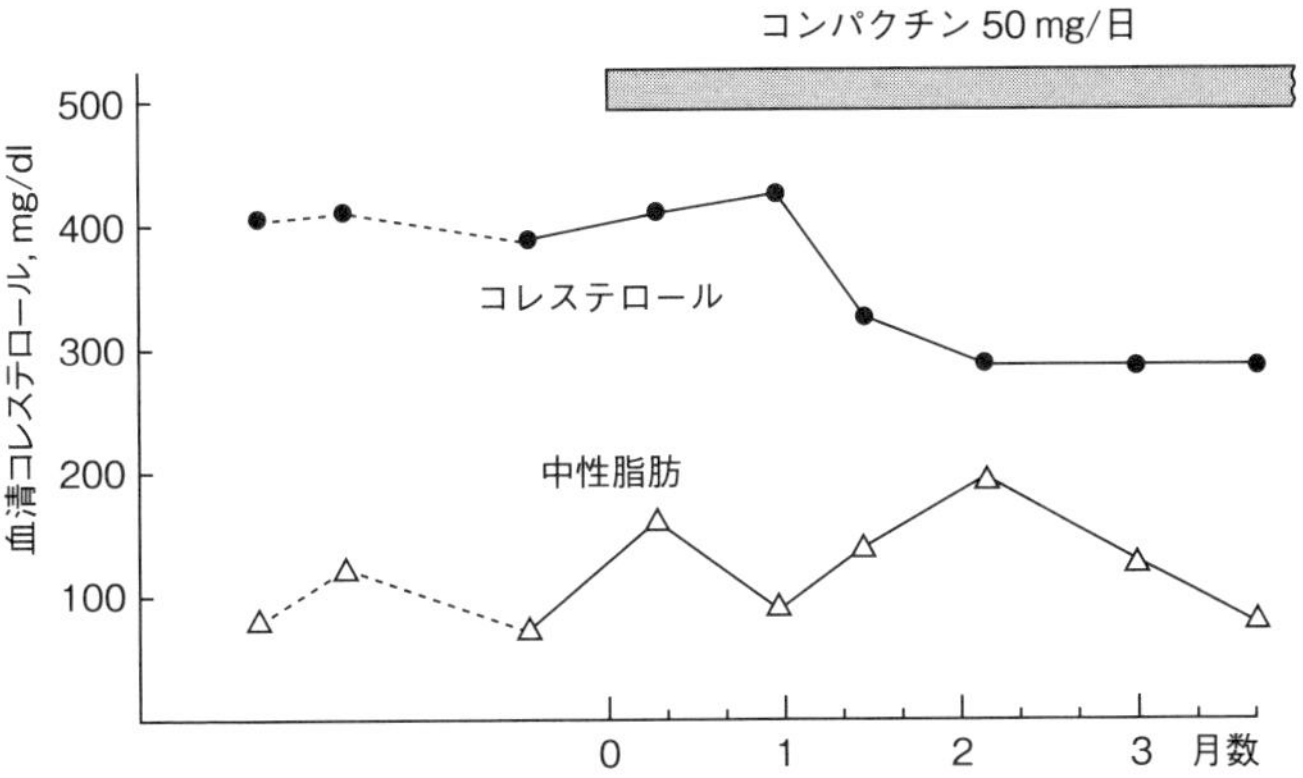

図 6　患者 MO の治療経過(Yamamoto A et al.: Atherosclerosis 35: 259–266, 1980)

ことが明らかになった。患者ＳＳに大量投与した際に現われた肝機能障害も、投薬中止後に改善することを確認できたのも大きな収穫であった。

山本は試行錯誤を続けながら、一九七八年夏までに計九名の重症患者を治療した。その結果、コンパクチンがＦＨホモ接合体を除く原発性高コレステロール血症(IIa、IIb、III型など)に対し、一日五〇〜一〇〇ミリグラムで、血清コレステロール値を二二〜三五％(平均二八％)下げることと、しかも副作用がほとんど認められないことが示された。リポタンパクの中で低密度コレステロールＬＤＬ(＋ＶＬＤＬ)が低下し、高密度コレステロールＨＤＬは変化しないか逆に若干上昇する傾向が見られた。

臨床試験は順調であった

山本の治験開始のニュースは毒性学グループに衝撃を与え、コンパクチンの再復活が見えてきた。毒性学グループの中で最初に態度を変えてくれたのが、同グループのトップ(O氏)であった。O氏は一九七八年二月初旬に開かれた会議で次のような発言をして、コンパクチンの臨床試験を支持した。

「コンパクチンのイヌの亜急性毒性試験では毒性がほとんどみられず、薬効が見られ、臨床展開に有利なデータといえる。ラットの亜(中期)急性毒性試験で肝に生ずる結晶は休薬(四週間)でも消えないが、肝機能は回復しており、結晶が肝にダメージを与えているとはいえまい。臨床展開に不都合はなかろう。長期試験で確認はする。結晶はコレステロール・エステルにほぼ間違いないが、出現機作のストーリー作りが必要。(中略)以上、肝毒性に関しては臨床展開の妨げになるデータはないと結論された」

この会議では、安試センターが「その後の実験で、コンパクチンを投与しない対照群ラットでも、量はコンパクチン投与群よりも少ないが、微細結晶が観察された」と意外な報告をした。対照群ラットでも微細結晶が認められたので、微細結晶が「悪者ではない」ことが立証され、コンパクチンの再復活に弾みがついた。それでも、毒性学グループの中にはコンパクチンの再復活に慎重な研究者がいた。その一人はこんな見解を持っていた。

「私個人の見解ですが、コンパクチンの臨床試験は少なくとも日本において一年以上のラットでの試験結果がでるまでは実施すべきではないと思います。というのは、たとえ(ラットの)系統差があろうとも肝に結晶が増加したこと(それが生体成分の一部としても)は望ましくないからです。結晶は少ないときは良いのですが、多くなると必ず結合組織の増生といったいやらしい反応を結果的に生じさせます。これは不可逆的反応なのです。ですから、一年以上、できれば二年間投与しても肝に結晶出現を含む異常はありませんよという保証を得てから本格的臨床(試験)に入るべきと思います」

こんな反対意見もあったが、七八年三月中旬には、安試センターが前年秋から無期延期していたイヌの長期毒性試験(五二週間連続投与)の準備に取りかかり、コンパクチンの開発が軌道に乗り出した。

毒性学グループのなかでコンパクチンの再復活に最後まで難色を示したのが、合成化合物「RWX-163」を強力に支持し続けたM主任研究員であった。M主任研究員は七八年三月末に、安試センター長宛に提出した報告書で、「RWX-163は、コンパクチンとは異なり、ラットの血清脂質(コレステロールと中性脂肪)を用量依存的に下げるだけでなく、コンパクチンで見られた微細結晶もつくらない」と、コンパクチンには見られないRWX-163の長所を強調していた。

このような一部の慎重派の意見はその後も続いた。しかし、コンパクチンの開発は確実に進展し、同年五月中旬に開催された、全社の関係部署長が出席する会議で「開発品目」として採択され、同年八月下旬には第一相臨床試験の準備に入った。

七八年一一月二八日、慶応大病院でコンパクチンの健常者での安全性を調べる第一相臨床試験を開始。私は翌一二月一二日から三日間、他の四人のボランティアとともに試験に参加し、コンパクチン二〇ミリグラムを朝夕二回服用したが、副作用は認められなかった(私はこの年末に三共を退職し、翌七九年一月一日付で、東京農工大学農学部に就職した)。

七九年三月二〇日には、軽症の外来患者を対象にした臨床試験が慶応大病院の秦葭哉らにより開始された。この試験では、(高脂血症)IIa型一七例、IIb型四例、III型一例、IV型二例および糖尿病を伴う高脂血症二例の計二六名の患者にコンパクチンを六～二〇週間投与して、投与量と脂質低下作用の関係を詳しく調べた。

得られた成績を要約すると、IIa型の七例、III型の一例と糖尿病を伴う症例の一例では一日五ミリグラムで総コレステロール値の低下が認められた。IIa型の残る四例、IIb型二例、糖尿病を伴う症例の他の一例には一日七〜一〇ミリグラムで有効であった。残る患者の多くは有効用量が一五〜二五ミリグラムであった。この試験から、コンパクチンが一日一〇〜二五ミリグラムで多くのタイプの高脂血症に有効なこと、一部の患者では五ミリグラムでも薬効が見られることが示された。

七九年八月には、第一相臨床試験の成績をもとにして、IIa、IIbおよびIII型高脂血症の重症患者を対象とするコンパクチンの前期第二相臨床試験に入った。前期第二相臨床試験では少数の重症患者を対象にして、安全性を最優先にしながら用法、用量と有効性の検討を行なうことになっていた。

すでに述べたように、前年山本が行なったFHホモ接合体を除く重症患者の治療から、用法については朝または夕の一日一回の経口投与、用量は一日五〇〜一〇〇ミリグラム、有効性については総コレステロールが約三〇％低下することなどが示されていた。安全性も確認されていたので、前期第二相臨床試験は山本の治験結果をもとに展開されることになった。

この試験は国内一〇余の施設（大学病院と国立循環器病センター）で約一〇ヵ月間行なわれ、その成果は翌八〇年五月末に開催された第八回ＤＡＬＭ国際シンポジウム（ミラノ、イタリア）のワークショップで発表された。

この「コンパクチン・ワークショップ」では、私（東京農工大）がコンパクチンの発見と実験動物でのコレステロール低下作用について発表したのに続き、馬渕宏（金沢大医）、山本章（国立循環器病センター）ら八名の日本人医師が臨床試験データを発表した。その内容を要約すると、コンパクチンは一日二〇〜四〇ミリグラムで総コレステロールを二〇〜四〇％下げ、IIa型（ＦＨヘテロ接合体を含む）、IIb型およびIII型高脂血症の治療に極めて有効なことが示された。副作用としては一部の患者の血中酵素ＣＰＫ、ＧＯＴ、ＧＰＴの値に一過性の微増がみられる程度であった。このワークショップを契機にして、コンパクチンは世界中の臨床医と製薬企業の研究者から注目されるようになった。

突如中止に

ところが、順調に展開していたコンパクチンの開発が突如中止された。それは、ミラノのＤＡＬＭ国際会議からわずか二ヵ月半後の一九八〇年八月一四日であった。この日、臨床試験に参加していた八名の臨床医に、突如「コンパクチンの開発中止」が告げられ、一年前から一〇余の施設で続けていた前期第二相臨床試験が中止された。

医師たちの話とその後得た情報によれば、中止の理由は「コンパクチンをイヌに一〇四週間(二年間)投与した長期毒性試験で、低投与群(体重一キログラムあたり一日二五ミリグラム)には問題がなかったが、高投与群(一〇〇および二〇〇ミリグラムの二群)で、腸管にホジキン(タイプ)リンパ腫、つまりガンが認められた」からであった。一部の医師たちから「二五ミリグラムでは安全性が確認されている」ので、臨床開発を中止すべきではないという意見が出されたが、認められなかったと言われている。

㈱三共の人たちは、コンパクチンの開発を中止したのはもっと優れた「プラバスタチンが見つかったので、そちらに切り替えた」という趣旨のことを学術雑誌などに書いてはいるが、「コンパクチンに発ガン性があったので開発を中止した」とは、私が知る限り、どこにも書いていていない。しかしながら、プラバスタチンがコンパクチンよりも優れていたのが仮に事実であったにせよ、それだけでは第二相臨床試験まで進み、(プラバスタチン発売五年前の)一九八四年に発売が見込まれていたコンパクチンを放棄することの合理的な説明にはならない。もし、それだけの理由であるのなら、八四年にコンパクチンをスタチン一号として発売して世界市場を押さえておき、必要なら、五、六年後にプラバスタチンを二番手として発売するのが、企業戦略としてははるかに理にかなっていると思う。

したがって、当初は高投与群のイヌにリンパ腫が認められると「判断」したが、後にそれが間違いであったこと、つまりリンパ腫ではないものをリンパ腫と「誤判断」していたことに気づいた可能性が高い。誤判断と気づいたのなら、なぜコンパクチンの開発を再開しなかったのかという疑問が残る。おそらく、「リンパ腫が出た」と世界中に噂が広まってしまった後では、挽回が無理だと判断したものと思われる。仮にリンパ腫が認められたのが事実なら、コンパクチンに水酸基を一個加えただけのプラバスタチンには発ガン性がないと予測するだけの科学的根拠は見当たらない。このときには、すでに三共を退職し、東京農工大に籍を置いていた身としては想像するしかないのだが。

失敗の原因

いずれにせよ、コンパクチンの開発が失敗した真の原因はイヌで発ガン性の疑いが出る以前の、イヌの長期毒性試験の「試験計画」と試験開始一年後の「試験計画の変更」にあったのは明白である。つまり、失敗の原因はコンパクチンの発ガン性ではなく、試験のやり方にあったということである。臨床試験の途中で新薬の開発が中止されるケースは珍しいことではないが、原因のほとんどは開発中に長期毒性の疑いが生ずるか、臨床での薬効が不十分なことによるもので、コンパクチンのように、原因が研究者にあるケースは珍しい。九回裏、二アウト、記録的な完全試合達成を目前にして、つまらぬエラーで惨敗した野球試合のようなものだ。こんな失敗を二度と繰り返してもらいたくないので、教訓になればと思い、あえて事件の経過を紹介する。

失敗の原因のひとつは、コンパクチンの投与量が途方もなく高過ぎたことである。イヌの長期毒性試験は、私が三共を退職する半年前の一九七八年五月二四日に、一日あたり〇、二五、一〇〇、二〇〇ミリグラムの四群でスタートした。安試センターの毒性学者たちは、当初この試験を〇、一〇〇、二〇〇、四〇〇ミリグラムの四群で、投与期間を五二週間(一年)として行なう計画であった。最高投与量を四〇〇に設定した根拠は、すでに終えていたイヌにコンパクチンを五週間投与する中期毒性試験で、四〇〇ミリグラムでも重篤な毒性が認められないからであった(前章)。毒性学者たちはこの投与量で一年間投与を続けても事故は起きないだろうと予想したのである。

一方、この直前に行なわれた山本の治験では、コンパクチンの重症患者に対する臨床用量が、前述のように、一日体重一キログラムあたり一ミリグラム(体重五〇キログラムの人では一日五〇ミリグラム)で十分なことがすでにわかっていた。このデータと、当時報告されたクロフィブレート誘導体の長期毒性試験の投与量が臨床用量の一〇倍だったこと(薬事日報、一九七八年四月一三日付)を根拠にして、最高投与量は一日一キログラムあたり一〇ミリグラム、上げても二〇ミリグラムもあれば十分であると、私は判断した。必要以上に投与量を上げて安全性が高いことを誇示する必要はなかった。重症患者に対する臨床用量の四〇〇倍(四〇〇ミリグラム)ものコンパクチンを一年間も投与すれば、収拾し難い重大事故が起きるおそれが十分にあった。議論を重ねたが、最高投与量は当初の四〇〇ミリグラムから二〇〇ミリグラムに下げられただけであった。コンパクチンの後に開発されたプラバスタチンでは、イヌの長期毒性試験の最高投与量を一キログラムあたり二五ミリグラムに抑えたので、リンパ腫の問題は出なかった。一〇〇、二〇〇ミリグラムの二群を入れなかったのは、コンパクチンの失敗を教訓にしたからであろう。

もうひとつの失敗の原因は、根拠がないのに、投与期間を五二週間(一年間)から一〇四週間(二年間)に延ばしたことである。当初の計画では、イヌの長期毒性試験の投与期間は五二週間と決めていた。それが、三九週後の中間チェックで「特に毒性を示すデータがない」ことから、「さらに一年継続して毒性試験を行なっても特に臨床上の問題はない」と判断して、急遽一〇四週間に延期したという経緯があった。当初の計画に従って五二週間で止めておけば、二〇〇ミリグラムでも問題がなく、開発中止の事態は避けられたのである。当時、国内外を問わず、ガイドラインは長期毒性試験の期間を二六週間もしくは五二週間とすると定めていたのである。

ここで述べたことから、高投与群のイヌにリンパ腫が出たという「噂」の信憑性はさておき、(投与期間が一〇四週間であっても)コンパクチンの最高投与量を二五ミリグラムに抑えるか、(最高投与量が二〇〇ミリグラムであっても)投与期間を五二週間にしておけば開発中止を回避できたことは間違いない。

海外の製薬企業と臨床医の一部がコンパクチンに興味を示す契機になったのは、一九八〇年五月に開かれたＤＡＬＭ国際シンポジウム(ミラノ)における日本人研究者らの発表であった。しかしそれもつかの間、すでに述べたように、それからわずか二ヵ月半後には日本での開発が突如中止される事件が起こったのである。「コンパクチンに発ガン性があった」との噂が瞬く間に世界中を駆け巡り、スタチンの再起はもうないだろうと言われた。

4 強力なライバルの出現

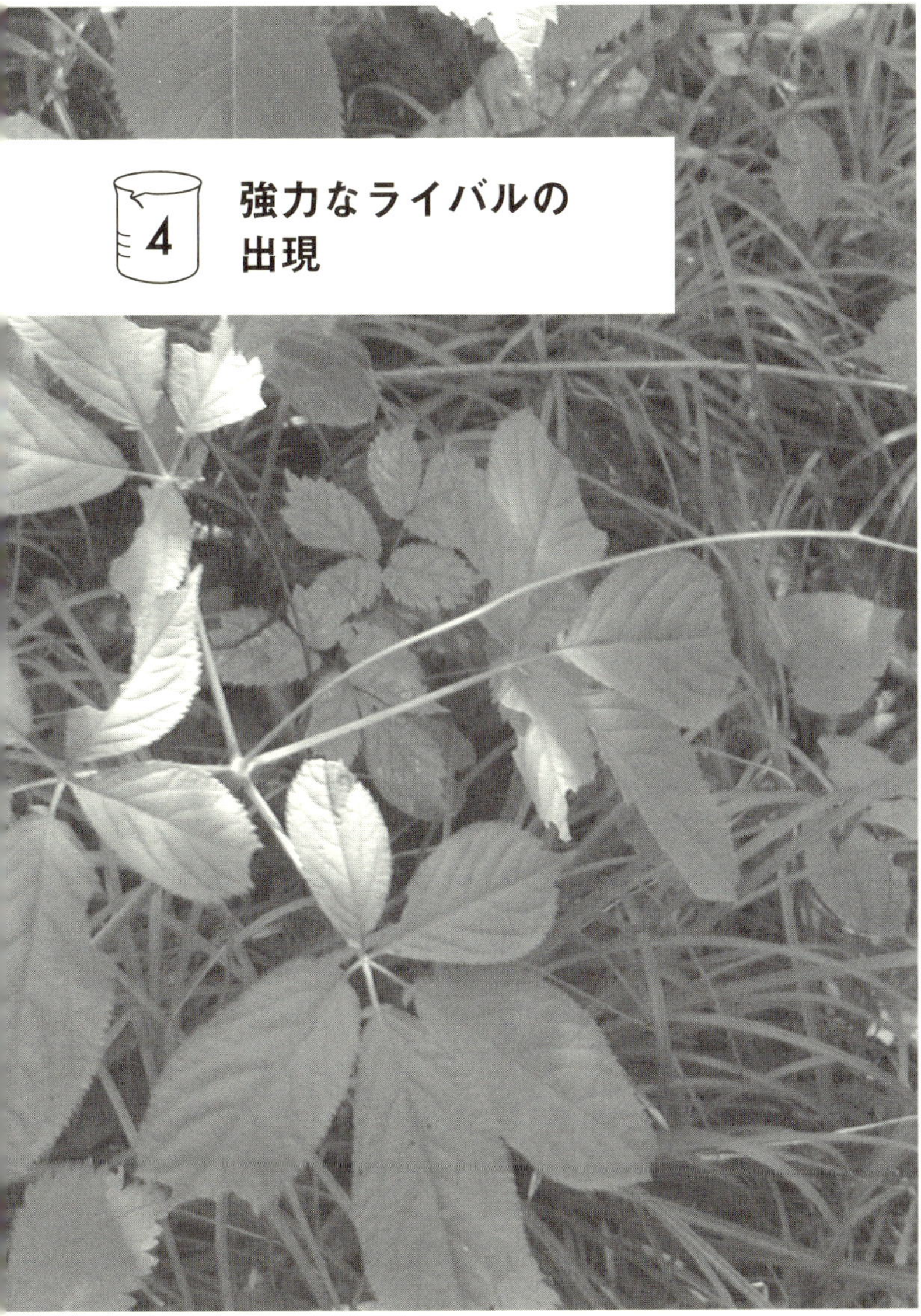

幻のプロポーズ

前にも書いたように、一九六五年の年末に、私はロイ・バジェロス(NIH)に留学したいと手紙で問い合わせたが、なかなか返事が来ないのが理由で、アルバート・アインシュタイン医科大学へ行くことに決めた。それから三週間後に、バジェロスから「六六年夏にNIHを辞めてワシントン大学医学部(セントルイス、ミズリー)に移る予定であるが、できればぜひ来てほしい」と言ってきた。しかしそのときには、アインシュタイン医大との約束があったので、断りの手紙を出した。

バジェロスはワシントン大で、NIH時代にやっていた脂肪酸の研究だけでなく、コレステロールの研究にも取り組み、細胞膜の正常な構造と機能の維持にコレステロールが不可欠であることを明らかにした。ワシントン大に九年間在職後の七五年、バジェロスはメルク(社)の誘いを受けて同社の研究所長(以下、メルク研とする)に転身した。

当時メルクは世界で一、二を争う製薬業界の最大手で、研究レベルの高いことでも有名であった。メルクの研究陣はコレステロールとも深い関わりがあり、五六年には、メバロン酸を発見し、さらにメバロン酸がコレステロール生合成の重要な中間体であることを示した。メバロン酸の発見によって、行き詰まっていたコレステロール生合成経路の解明研究が大きく前進したのである。六〇年にコレステチラミンが血中コレステロールを下げることを最初に示したのもメルクの研究陣であった。

そんな縁のあったメルク研のボイド・ウドラフ（エグゼクティブ・アドミニストレーター）から三共本社の部長に七六年四月に書信が郵送されてきた。

「コンパクチンの公開特許公報を読んだ。メルク研の生化学者たちが大変興味を示し、評価してみたいと言っている。ついては、サンプル（五グラム、無理なら〇・五グラム）を届けてもらえるなら、『秘密保持契約』にサインして送ります」

七四年六月に出願していたコンパクチンの特許は翌七五年一二月に、ベルギーと日本で公開された（特開昭 50–155690）。この公開によって、コンパクチンの化学構造、コレステロール合成阻害作用、コレステロール低下作用などが、世界中で知られることになった。

ウドラフからの書信は、その公開から四ヵ月後のことだった。手紙には秘密保持契約（案）が同封されていた。

世界最大手メルクのねらい

契約案の中で、①メルクは三共から文書で提供を受けたコンパクチンに関する情報と資料の秘密を保持する、②メルクはコンパクチンの評価で得た結果と新知見を三共に知らせなければならない、の二点には問題がなかった。

ところが、③この契約によって、いずれの当事者からも特許権のライセンスまたはその他のライセンスの許諾がなされたのではないこと、およびある当事者が財産権のある情報および資料を開示したからといっても、その主要事項についての権利を他の当事者に許諾する義務を当該当事者が負うことを意味するものではないことを相互に了解する、という条文については本社と私たち発酵研の間で見解が分かれた。

メルクの契約案には、コンパクチンの情報・資料とコンパクチンの結晶とをコレステロール低下剤としての評価以外に用いることを禁ずる「禁止条項」が抜けていた。したがって、メルクがその気になれば、コンパクチンの構造を一部変えた誘導体を勝手に合成するなり、三共の情報・資料を利用してコンパクチンよりも強力なコレステロール合成(HMGCR)阻害剤を微生物から探しても契約違反にはならない。その上、上記条文の傍線部分からすれば、メルクはこうして得た新情報(発明の内容)を三共に開示するだけでよく、三共と権利を共有する義務がない。つまり独占できることになるおそれがあった。私たちは禁止条項を追加すべきだと思ったが、認められなかった。「メルクとは信頼関係があるので、裏切ることはない」という考えに押し切られたのである。

こうして同年七月下旬、メルクの契約案に署名し、コンパクチンに関する資料とコンパクチンの結晶五グラムを添えてウドラフに送った。同封した資料には「コンパクチンの構造、青カビから発見したこと、HMGCRを競合阻害すること、急性毒性が低いこと、健常人とFHホモ接合体の培養細胞のコレステロール合成を低濃度で強力に阻害すること、高脂血症ラットのコレステロールを有意に下げること」などと書いた。直前に出たイヌのコレステロールを劇的に下げるデータは知らせなかった。

三ヵ月後の同年一〇月初旬、メルク研から「コンパクチンはラットのコレステロールを下げなかった。コレステロール合成経路のメバロン酸以降も阻害したので、(薬として)好ましくない」と言ってきた。そこで、同月下旬に、コンパクチンがイヌのコレステロールを五〇〜五五%も下げることを知らせた。それでもコンパクチンの価値を認めなかったので、翌七七年一月末に、「コンパクチンはメバロン酸以降のコレステロール合成を阻害しないこと、肝臓のコレステロール合成を選択的に阻害すること、イヌでのコレステロール低下作用には用量依存性があることなど」を知らせた。この頃からメルクの研究者たちがコンパクチンに強い興味を示すようになった。

同年五月には、「ウサギでコンパクチンを評価したいので結晶二〇〇グラムを提供してほしい」と本社に言ってきた。想像を絶する大量の依頼に驚き、不審な点もあった。そこで、同年八月、私がメルク研を訪ねて、「評価試験はイヌで行なうべきで、ウサギの実験には意味がないこと、結晶は一〇〇グラムで足りること」を説明し、納得してもらった。結晶一〇〇グラムをメルク研に送ったのは同年一〇月中旬であった。その後半年以上、メルクからは何の音沙汰もなく、何をしているのかと不安に駆られた。

一九七八年八月中旬、待ちに待ったメルクから「コンパクチンのイヌの試験結果が極めて良好であった。(コンパクチンの)毒性データと結晶を若干提供してほしい。メルクがコンパクチンの評価試験をしている間は、他社との(ライセンシング)交渉をしないでほしい」と言ってきた。

この文面から、三共本社の関係者だけでなく、私たちもメルクがコンパクチンの共同開発を本気で考えているのではないかと思った。二ヵ月後の一〇月中旬、メルクからコンパクチンの評価試験報告(全一五ページ)が送られてきた。以下は同報告の要旨。

「コンパクチンがコレステロール合成(HMGCR)の強力な競合阻害剤であること、培養細胞のコレステロール合成を強力に阻害すること、そしてイヌの血清コレステロールを四〇〜五〇%下げ、副作用が認められないことなど、遠藤らのデータがすべて再現された。コンパクチンとコレスチラミンを併用すると、コレステロールが五七〜六九%低下したが、この併用実験はメルク独自の発明(三共には無関係の成果)なので、メルクの研究者を発明者として、メルクが出願する予定である」

コンパクチンとコレスチラミンの併用試験は、本来なら、勝手にやってはならない試験である。仮に試験が認められていたにせよ、権利は三共とメルクの共有にすべきものであった。しかし、秘密保持契約の③項(前出)の内容からすれば、傍線付き部分にあるように、メルクに独占されても文句を言えないのである。

同年一〇月末には、メルクから「コンパクチンとコレスチラミンの併用試験用に、コンパクチンの結晶三〇〇グラムを追加提供してほしい」と依頼されたが、三共本社の部長は「近く着手するコンパクチンの第一相および第二相臨床試験が終了するまで待ってほしい」と回答した。

コンパクチンの第一相臨床試験はこの一ヵ月後の同年一一月下旬にスタートした。「メルクのアルフレッド・アルバーツらが微生物からコレステロール合成阻害剤を探す研究を始めた」という噂が飛び込んできたのはちょうどこの頃であった。

新たな発見

私は一九七八年の年末に三共を退職し、翌七九年一月一日付で東京農工大学(農工大)農学部農芸化学科(発酵学研究室)の助教授になった。発酵学(応用微生物学、微生物利用学とも呼ぶ)は私が好きな微生物(カビ、キノコ、細菌、酵母、放線菌など)の基礎と応用を専門分野とし、伝統的な発酵食品(酒類、味噌、醤油、食酢、納豆、漬物など)のほかに、微生物がつくる抗生物質(ペニシリン、ストレプトマイシン、セファロスポリンなど)、消化酵素、ビタミンB_{12}、Cなど医薬の開発研究も守備範囲とした。

当時の大学はどこも研究費が乏しく、設備も貧弱であったが、若い学生たちを指導し、一緒に好きなカビとキノコの応用研究をするのがかねてからの夢であった。この頃はコンパクチンの開発が臨床試験に入り、私の役割は終わっていた。農工大を選んだ理由は、大学構内の雑木林と広い農場には好きな武蔵野の面影が残っていたこと、都内にあるので研究活動にも便利なこと、卒業生たちの評判がよかったこと、定年退職を数年後に控えた発酵学研究室の高橋健教授が研究室の研究活動を一切任せると約束してくれたことなどである。

私は七八年一一月半ばに、三共に退職願を出した。常務に昇進していた有馬洪と、有馬の後を継いで中央研所長(取締役)になって間もない村山圭介は、農工大に研究生を派遣して、高脂血症と肥満の治療薬開発をテーマに私との共同研究を続ける意向であった。しかし中途退職(五五歳の定年前の、自己都合による退職)を会社に対する「裏切り行為」とみなす社内の雰囲気は根強く残っていた。本社の強い意向で、三共と私との関係は退職を機にすべて断絶することが決まった。破門か追放ということだ。当時はどこの会社でも中途退職者はいじめられたらしい。二一年八ヵ月在職して手にした退職金は六〇〇万円余で、これ以外は当時もその後も一切受けとっていない。

農工大で取り組む研究テーマについては、村川茂雄(助手)と事前に打ち合わせて、着任後直ぐに始められる段取りができていた。学生相手なので、研究テーマは技術的にやさしく、金のかからないものの二つを決めていた。一つは紅麴と紅麴色素(数種類以上の色素の混合体)の生産研究、もう一つは歯垢形成阻害剤の開発研究である。

紅麹カビを白米に生やした「紅麹」と「紅麹色素」は中国では数百年以上の昔から、わが国では一九七〇年代から発酵食品の製造と食品の着色に使用されていた(スーパーで見かける練り製品「かにかま」の紅色はその一例)。

七〇年代半ばに、台湾の林慶福は紅麹カビの研究をしていたので、三共を退職する二ヵ月ほど前に、彼が東南アジアの発酵食品から分離した紅麹カビ(モナスカス属)一〇株を送ってもらい、紅麹色素研究の準備をしていた。

一九七九年一月四日に農工大に着任。同一一日、村川と一緒に紅麹菌一〇株を二種類の培地(米粉を含む「R培地」とグルコース、ペプトンを含む「G培地」)で培養した。一週間培養後、培養液中の紅麹色素の種類をシリカゲル・プレートのクロマトグラフィーで調べたところ、一〇株中の一株(M一〇〇五株)が一〇種類以上の紅色系色素に加え、三種のコンパクチン同族体をつくることがわかった。コンパクチン同族体はシリカゲル・プレート上で五〇%硫酸を噴霧すると室温で一分以内に特徴のある美しい淡赤紫色を呈するのが特徴で、容易に判別できる。三個の同族体には極性の高いものから「モナコリンJ」、「モナコリンK」、「モナコリンL」と命名した(M一〇〇五株はタイの発酵食品から分離したモナスカス属)。

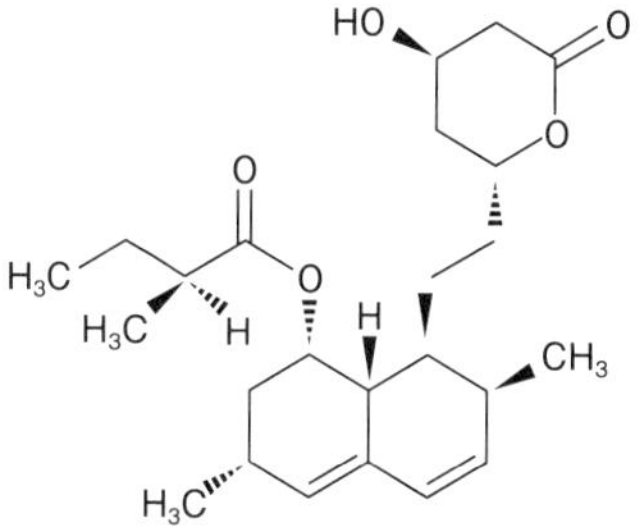

ロバスタチン（モナコリンK, メビノリン）
（Endo 1979; Alberts et al. 1980）

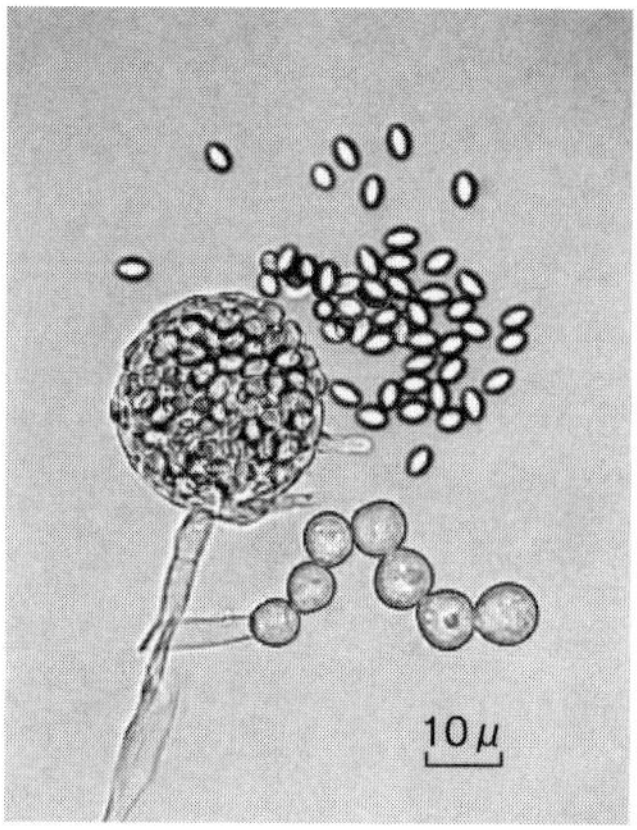

モナスカス・ルーバーM1005
（*Monascus ruber* M1005）

図7　モナコリンK（ロバスタチン）の構造と生産菌モナスカス・ルーバーM1005

同二月三日までに、M一〇〇五株の培養液（五リットル）を集めて、酢酸エチル抽出、抽出液の濃縮乾固、乾固物のベンゼン抽出、ベンゼン抽出液の重曹液による洗浄と苛性ソーダ液による鹼化、酢酸エチル抽出、濃縮乾固、ベンゼン中での結晶化と再結晶化を経て、同六日にモナコリンKの結晶八七ミリグラムを手にした。

その後二月一五日までに、融点、旋光度、紫外線吸収（遠藤が測定）、元素分析（足助道子技官に依頼）、^{13}C－NMR（日本電子の島田技師に依頼）、IR吸収、質量分析、PNMR（多田全宏助教授に依頼）の測定結果から、モナコリンKをコンパクチンよりもメチル基が一個多い新規物質と特定した。この間に、船引龍平教授とともに、モナコリンKがウサギと高脂血症ラットの血漿コレステロールを下げることを確認し、宇田川俊一(国立衛生試験所、世田谷区)がM一〇〇五株の種名を「ルーバー」と同定した(図7)。

モナコリンKの特許は同二月二〇日に出願(特開昭55-111790)。論文は七九年に投稿(Journal of Antibiotics, vol. 32 (1979), p. 852–854)。モナコリンKを取った後の廃液からは、モナコリンJとモナコリンLを単離し、前者は同年四月に(特開昭55-139396)、後者は同一〇月に(特開昭56-57798)特許を出願。ただし、モナコリンJとLはコンパクチンに比べ生産量が少なく、コレステロール合成阻害活性も弱かった。

アルバーツからの手紙

農工大に移った直後の七九年一月半ばに、メルクのアルバーツからこんな手紙がきた。

「マイケル・ブラウンから、あなたが三月と四月の二回、米国の学会に来ると聞いた。ついては、滞米中にメルクに立ち寄ってメルクの科学者たちと会い、セミナーであなたの研究成果について話してほしい。あなたも多分知っているように、私たちのコンパクチン評価試験成果はあなたたちのものとよく一致した。双方の研究成果についてあなたと議論する機会が持てることを期待している……」

前年一一月に、「アルバーツたちが微生物のコレステロール合成阻害物質を探している」との噂を耳にしていたが、彼から手紙をもらうのはこれが初めてであった。手紙には、彼らが合成阻害剤を発見したとも、探しているとも書いていなかったが、仮に探したにしても発見できなかったため、独自に探すのを諦めて、三共とコンパクチンの共同開発をする気になったのではないかと、私は判断した。それに加え、ウドラフから三共本社の部長に宛てた書信(七七年九月二三日)に、「(メルクでの)コンパクチンの評価試験の終了後に、再度遠藤とメルクの科学者たちが試験結果について議論できるよう期待している」と書いてあったのを思い出した。私がメルクの研究者たちと話し合うことで、両社の提携が促進されるだろうとの思いもあったので、帰国途中にメルクに立ち寄ると返事した。

米国生化学会年次大会(ダラス)の会期中の四月三日に、ブラウンとジョセフ・ゴールドスタインの研究室を訪ねると、二人はメルクと三共が協力して、コンパクチンが一日でも早く米国の患者に使えるようになることを待ち望んでいた。同五日午後には、ゴールドスタインが企画した「コレステロール代謝の調節」と題するミニシンポジウムでの講演後に、会場でアルバーツと落ち合い、夜遅い航空便でメルク研の近く(ニュージャージー)に移動した。ダラスからの機中で、アルバーツから、メルク研の薬理学者たちがコレステロール合成阻害剤は危険だといって、なかなか協力してくれないので、講演では「安全性には問題がないことを強調して、説得してほしい」と頼まれた。

一瞬、耳を疑う

一九七九年四月六日午前、メルク研の講堂で講演。二〇〇ほどの座席がある会場は超満員であった。講演の内容はすでに学術雑誌に掲載され、メルクにも開示していたもので、コンパクチンの発見、作用機構、ラット、ニワトリ、イヌ、サルに対する薬効試験などに関するものであった。講演が終わると、薬理学者たちから、コンパクチンの毒性(安全性)に関する質問が矢継ぎ早に数問飛び出した。毒性試験はどこまで進んでいるか、臨床試験はやったのか、胆汁酸やステロイドホルモンの合成原料であるコレステロールの生合成を阻害するのは危険ではないか、肝のコレステロール合成を阻害すると肝機能障害が出ないか、などである。

山本章(当時国立循環器病センター)が一年前から重症患者の治療をしていたことと、七八年一一月に第一相臨床試験に入ったことについては一切触れなかった。

講演後、バジェロス所長、アルバーツと三人で昼食をとったが、話題は私の講演内容に関するものと、メルクで得られたコンパクチンの評価試験の成績に関するものが中心となった。バジェロスはコンパクチンの発見を「メジャー・ブレークスルー」と賞賛したが、期待していた三共とのコンパクチンの共同開発についても、メルクが独自にコレステロール合成阻害剤を探したか否かについても最後まで一言も話さなかった。私もモナコリンKの発見については一切話さずに別れた。

翌五月下旬には、村山圭介(三共中央研所長)、石橋慶次郎(同発酵研所長)の二人と会い、モナコリンKの特許を受ける権利が三共と農工大のどちらに帰属するかなどについて協議し、以下の点を確認した。

特許法(第三五条一項)は「前の会社を退職後に、後の会社で前の会社時代の職務上の経験にもとづいて発明をした場合は、職務発明(現在または過去の職務に属する発明)に該当しない」と規定していた。モナコリンKの発明はこれに該当した。つまり、三共の職務発明にはならなかった。したがって、モナコリンKの特許を受ける権利は三共には帰属しなかった。

一方、東京農工大学発明規則(一九七八年九月一九日制定)は「教官(国家公務員)の発明特許の権利は教官本人か農工大のいずれかに帰属する。どちらに帰属するかは、東京農工大学発明委員会で審議して学長に諮問し、学長が決定する」と規定していた。

モナコリンKの論文が学術雑誌に掲載されて間もない同年九月一一日、メルクのボイド・ウドラフが私の研究室を訪ねて、「モナコリンKの論文を読んだ。モナコリンKはメルクの研究者たちが発見したもの(MK八〇三)とよく似ている。同一物質かどうかを特定したいので、モナコリンKの結晶を少量分けてほしい」と切り出したので、一瞬耳を疑った。気を取り直して結晶数ミリグラムを手渡した。一ヵ月後の一〇月一一日に、ラルフ・ハーシュマン(メルク研副所長)から「モナコリンKとメルクのMK八〇三が同一物質であることをX線回折、NMRおよび質量分析で特定した」と書信で伝えてきた。同一七日には、農工大を訪ねてきたウドラフとアルバーツとの三人で、MK八〇三(その後メビノリンと命名)とモナコリンKは同一物質であることを確認した。

メルクの独占を許さず

アルバーツおよびその後の情報によれば、彼らは一九七八年九月(?)にコレステロール合成阻害剤(HMGCR阻害剤)の探索を開始して、同一一月にカビの一株が阻害剤をつくっていることを突き止め、つまり発見し、翌七九年二月にMK八〇三の結晶を単離し、同六月に特許出願していた。つまり、発見の時期はモナコリンKの出願(七九年二月)よりも三ヵ月早く、出願は逆にモナコリンKよりも四ヵ月遅かったのである。これで、発明日を優先する「先発明主義」の国——米国、カナダなど一部の国——ではメビノリンの特許だけが認められ、逆に出願日を優先する「先願主義」の日本を含む多くの先進国ではモナコリンKの特許は認められるが、メビノリンの特許は成立しないことが明らかになった。

特許法(第三五条一項)および東京農工大学発明規則(第三条)から、モナコリンKの特許を受ける権利は、前の職場(三共)と東京農工大学のいずれでもなく、私(遠藤)に帰属することが明らかであった。そこで七九年一一月下旬に私は、以下の条件でモナコリンKの特許を受ける権利を三共に譲渡することに合意した。①モナコリンK特許の国内外の権利を三共に譲渡する、②三共は農工大に委託研究費として計三五〇〇万円を五年賦で支払う(支払い方法については別途協議する)、③三共は、要請があれば、メルクに対し、日本を除く先願主義国での通常実施権を与える。実施権を与えた場合、三共はメルクのネットの売り上げの〇・

七五％を遠藤が指定する機関（農工大）に支払う。

モナコリンＫの特許は日本の他に、英国、西ドイツ、フランス、イタリア、スイス、スペイン、ベルギー、オランダ、スウェーデン、オーストラリアなど三〇ヵ国に出願されたので、メルクは三共から実施権を得ない限り、これらの国ではメビノリンの開発ができなくなった。しかし、メルクは三共にモナコリンＫの実施権を要請せず、米国、カナダなど一部の国でメビノリンを商業化した（後述）。米国は米国以外の国からの米国での出願には、先発明主義を認めず、「先願主義」を適用しているのである。

メルクは三共と秘密保持契約を交わして、二年以上もの間、三共からコンパクチンの秘密情報・資料と結晶を再三入手しただけでなく、私たちの指導も受けていた。その一方で、彼らは勝手にメビノリンを発見し、権利を独り占めにしてしまった。「プロポーズを信じて二年以上つきあったのに、裏切られた」のである。わが国の常識ではあり得ないことであろうが、契約違反にはならないのだから、文句をつけられないであろう。それにしても、海外との付き合い方に慣れていれば、こうはならなかったに違いない。

私がモナコリンＫを発見していたので、メルクはメビノリン（ロバスタチン）を米国とごくごく一部の国でしか開発できなかった。この発見が仮になかったなら、コンパクチンの失敗で振り出しに戻った三共を追い越して、メルクは日本を含む全世界のスタチン市場を独占していたに違いない(後述)。

メルクがコレステロール合成阻害剤を発見したことが噂になった頃から、「①遠藤は三共の秘密情報を無断でメルクに提供した。②モナコリンKは遠藤が三共にいた頃に発見されていた。③遠藤は三共から三億円の大金を取って懐に入れた」などと言った噂を耳にした。いずれも事実無根の中傷であることは言うまでもない。

商業化スタチン第一号の誕生

八〇年二月に、メルクはロバスタチン(以下、特に必要な場合を除きモナコリンKとメビノリンを「ロバスタチン」と呼ぶ)の毒性試験を開始し、同年四月には早くも第一相臨床試験に着手した。ところが、五ヵ月後の同年九月に、前章で書いたように、三共が発ガン性を理由にコンパクチンの開発を中止したとの噂を聞いて、急遽ロバスタチンの臨床開発を中止した。

このコンパクチンの開発中止は世界中の多くの製薬企業と医師たちに衝撃を与えた。これで「スタチンのカンバックはないだろう」といわれた。当時、国際会議で講演すると、決まって、「開発中止の原因は何か」、「開発再開の目途はあるのか」と質された。この騒ぎで、合成スタチンの開発にすでに乗り出していた海外の製薬企業の多くも研究を中止した。

コンパクチンの開発中止から一年が過ぎた八一年九月、馬渕宏ら（金沢大医）は医学誌『ニューイングランド・ジャーナル・オブ・メジスン（ＮＥＪＭ）』に論文を発表し、その中でコンパクチンがＦＨヘテロ接合体患者の総コレステロール値を二二％、ＬＤＬコレステロール値を二九％下げることを明確に示した。ＨＤＬコレステロール値には、有意差はなかったが、逆に若干増加した。投与中はもちろん、投与中止後も副作用は認められなかった。

馬渕らの論文と同じ号の医学誌の論説では、ブラウンとゴールドスタインが馬渕らの業績を讃えて、コンパクチンを「自然から贈られた理想のコレステロール合成阻害剤」とし、安全性の問題を解決すれば、「動脈硬化のペニシリン」になるだろうと力説した。馬渕らの論文は世界各国の新聞、テレビで一斉に報道された。馬渕と発見者として紹介された私のもとには、報道で知った欧米の患者と医師約三〇名から、コンパクチンの入手法について手紙で問い合わせてきた。コンパクチンの発見者として紹介された私にも一二名から問い合わせがあった。

翌八二年には、馬渕らの報告に刺激されたロジャー・イリングワース(オレゴン健康科学大)、スコット・グランデーとデービット・ビルハイマー(テキサス大)の二つのグループがFDA(アメリカ食品医薬品局)の承認とメルクの支持を得て、高リスク患者であるFH患者をロバスタチンで治療し、馬渕らの成績を再現した。

二年後の一九八四年春には、二つのグループの治験成績に触発されたメルクが、ダニエル・スタインバーグ(UCSD)とジーン・ウィルソン(テキサス大)の勧めを受けて、ロバスタチンの臨床試験を再開した。その後の二年間で一〇〇〇名以上の重症患者に投与して、総コレステロール値が一八〜三四%、LDLコレステロール値は一九〜三九%低下することを確認した。善玉のHDLは一一三%増加した。副作用は概ね軽度でしかも一過性であった。二%の患者に症状のない可逆性の肝酵素の上昇が認められた。

コンパクチンの発ガン性が問題になっただけに、メルクの研究陣はマウス、ラット、ウサギ、イヌおよびサルを使って、ロバスタチンの毒性と安全性を徹底的に調べ、結果を学術雑誌に公表した。その中から発ガン性に関する部分の要点を紹介する。

ラット、イヌ、サルではロバスタチンによる発ガン性は認められなかった。マウスでも低用量では影響が見られなかったが、高用量では非腺胃粘膜(前胃部)の乳頭腫の頻度が上昇し

THE NEW YORK TIMES, TUESDAY, MARCH 10, 1987

Cholesterol: Drug Hailed As Treatment Breakthrough

With drug's approval expected soon, widespread use foreseen.

By JANE E. BRODY

A NEW type of cholesterol-lowering drug, expected to be approved for marketing later this year, promises to revolutionize treatment of high levels of blood cholesterol, the main underlying cause of atherosclerotic heart disease, the artery hardening condition that kills a million Americans each year

'How Far Down Do You Go'

But the drug also raises a dilemma, according to Dr. Rifkind. "How far down do you go in lowering cholesterol? If cholesterol can be lowered to 200 by diet alone, should we add the drug to bring it down to 150? Physicians are beginning to debate the question of how low is good?"

The development of lovastatin, a fungal derivative, began more than a decade ago at the Sankyo Drug Company in Japan, where Akira Endo reasoned that fungi might have evolved with the ability to block cholesterol synthesis to help them battle cholesterol-containing bacteria. Dr. Endo systematically tested more than 10,000 fungal compounds until he found one, compactin, that inhibited the main enzyme regulating cholesterol production. When this enzyme, HMG coenzyme A reductase, is turned off, the cells cannot make cholesterol and are instead forced to remove cholesterol from the blood. They do this by increasing their production of cell-surface receptors for LDL-cholesterol, the type that supplies cells with cholesterol but that also accumulates in arteries when too much of it is in the blood.

図8 1987年3月のニューヨーク・タイムズの記事

た。メルクの研究者たちはコレステロール合成阻害と乳頭腫の前段階である非腺胃粘膜の過形成の間に因果関係があることを証明し、さらにマウスの前胃部は他の組織に比べ、ロバスタチン含量が高いこと、無影響量と最小毒性量の間に五倍以上の差があること、ロバスタチンには変異原性などの遺伝毒性が見られないなどから、ヒトのロバスタチン治療で乳頭腫がリスクになることはないだろうと結論した。

彼らの論理的で大胆、かつ緻密な研究論文に圧倒された。わが国の製薬企業とは比較にならない底力を感じた。

八六年一一月、メルクは臨床試験デー

タと毒性・安全性試験の成績をまとめて、ＦＤＡに新薬承認申請書を提出した。通常は申請書の受理から約一年後に、内容を評価する公開のアドバイザリー・パネルが開かれるが、ＦＤＡはロバスタチンの申請を異例の超スピードで処理し、三ヵ月後の八七年二月に諮問委員会を開催した。同委員会はロバスタチンの治療上の価値、耐容性、有効性などについて協議し、「能書(製品ラベル)に医師が定期的に肝酵素をモニタリングするように記載することを勧める。さらに、イヌの高投与群でまれに白内障が認められるので、医師は治療開始前か開始直後に眼検査を行ない、それ以降も年に一度の検査を適宜続けるよう能書に記載することを勧める。食事療法やその他の非薬理学的方法では高コレステロール血症を改善できない患者を対象とする」などの条件を付して、ロバスタチンの新薬承認の推薦を全会一致で決議した。

同年三月一〇日の『ニューヨーク・タイムズ』はロバスタチンを「コレステロール：治療のブレークスルー」と賞賛される新薬」との見出しで大きく報道した(図8)。同年九月一日、ＦＤＡはロバスタチン、すなわち商品名「メバコア」の新薬承認を決定したと発表した。

天然スタチン——コンパクチンの仲間たち

コンパクチン分子は頭部、首部、胴部、腕部の四部からできている。ロバスタチンとコンパクチンの違いは胴部についているメチル基が一個多いか少ないかだけである(以下、コンパクチン同族体を「スタチン」と総称する)。

私たちの研究から、頭部がコレステロール合成阻害、つまりコレステロール合成を制御する酵素「HMGCR」に対する阻害作用の「活性中心」であること、および頭部の構造を変えると阻害活性は改善されるどころか、逆に激減することがすでにわかっていた。腕部(α-メチル酪酸)を欠くモナコリンJとモナコリンLの阻害活性が、モナコリンKの一〇分の一以下であることから、腕部が阻害活性の強化に寄与しているのは明らかで、腕部の構造を変えると阻害活性がさらに強い「半合成スタチン」ができる可能性があった。一方、コンパクチンに比べ阻害活性が一・五~二倍強いロバスタチンが、胴部に一個余分のメチル基を持っているので、胴部の構造を変えると阻害活性が若干改善される可能性もあった。

メビノリン(ロバスタチン)が特許上モナコリンKと競合したために、メルクは米国、カナ

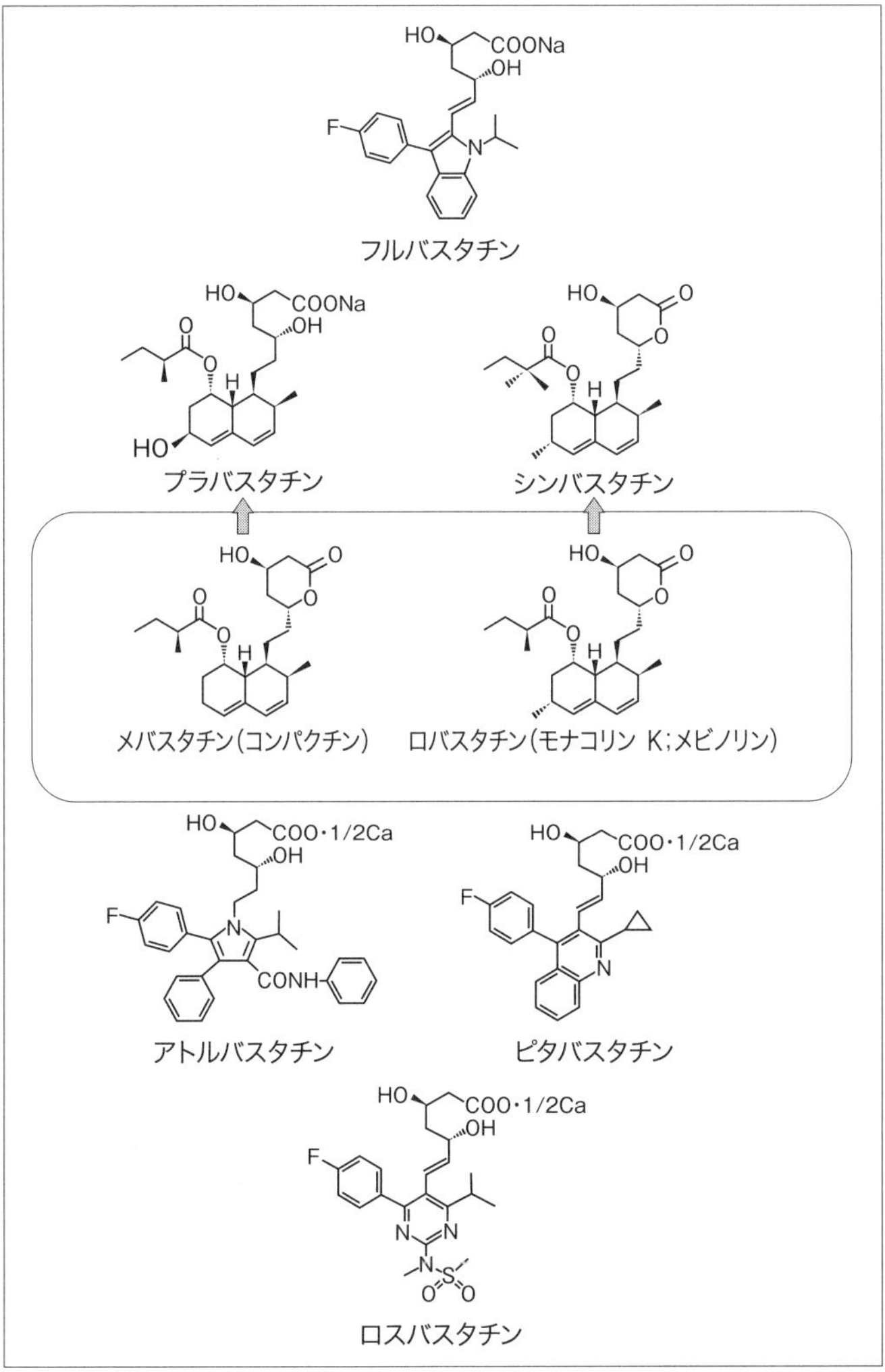

図9 スタチンの仲間の構造

ダ、オーストリア、デンマーク、フィンランド、ノルウェイ、スペイン、イスラエルなど一部の国でしかロバスタチンを開発できないことが開発当初からわかっていた。このため、メルクはロバスタチンの開発が始まると同時に、全世界で開発できるロバスタチン誘導体の合成を進めていた。そこで選抜されたのが「シンバスタチン」である(図9)。

シンバスタチンはロバスタチンをアルカリ処理で腕部(α-メチル酪酸)を切り離してモナコリンJに変え、これに別の腕部をつけた半合成スタチンである。シンバスタチンは九一年にFDAの承認を得たが、ヨーロッパの一部の国(スウェーデンなど)では、八八年にすでに商業化されていた。わが国では万有製薬が九二年に「リポバス」の商品名で発売した。

七九年に、私はモナコリンK、LとともにモナコリンJを発見し、国内特許を出願していたが、私自身の不注意が原因で、海外特許が残念ながら取得できなかった。国内での出願から一年以内に外国出願手続きをしなければならないのに、気がついたときには期限がすでに過ぎていたのである。この結果、万有製薬が日本国内でモナコリンJからシンバスタチンを製造すれば、(モナコリンJの)特許に抵触するので、私に特許料を支払う義務が生ずる。しかし、メルクが海外で合成したシンバスタチンの原体を輸入し、それを製品にして売るなどしていれば、モナコリンJの特許には抵触しないことになる。シンバスタチンの全世界での年間売り上げが数千億円(邦貨換算)に達するので、海外特許を取得していれば、莫大な特許使用料(売り上げの一%でも年間数十億円になる)が入っていたであろう。

三共の「プラバスタチン」は微生物を使ってコンパクチンからつくった半合成スタチンである。コンパクチンとの違いは胴部に水酸基が一個余分についただけである。コレステロール合成阻害活性はコンパクチンの一・五～二倍、すなわちロバスタチンと同程度。八九年に国内で商業化し、海外ではブリストル・マイヤーズ・スクイブ(社)が開発を進めた。

八〇年代半ばから、世界中の多くの製薬企業がコンパクチンの頭部(または頭部と首部)をそのまま残し、疎水部(胴部+腕部)をいろいろな芳香核および異種芳香核で置換した合成スタチンの開発に乗り出し、数社が商業化に成功した。

合成スタチン

合成スタチンの第一号はノバルティス(社)が開発した「フルバスタチン」で、九三年に米国で発売された。コレステロール合成阻害はロバスタチンの一〇倍前後強いが、高コレステロール血症患者に対するコレステロール低下作用は逆にロバスタチンの二分の一程度である。

売り上げベストテン 2005　　世界売上ベース(一般名別)　百万ドル

	薬効等	メーカー名	05売上	前期比
アトルバスタチン	高脂血症/スタチン	ファイザー/アステラス	12,963	11%
クロピドグレル	抗血小板薬	サノフィ・アベンティス/BMS	6,223	10%
エポエチンα	腎性貧血	アムジェン/J & J/キリンビール	6,145	−7%
アムロジピン	降圧剤/Ca 拮抗剤	ファイザー/大日本住友他	5,245	5%
ルメテロール＋フルチカゾン	抗喘息薬	グラクソ・スミスクライン	5,168	22%
エソメプラゾール	抗潰瘍剤/PPI	アストラゼネカ	4,633	18%
ランソプラゾール	抗潰瘍剤/PPI	武田薬品/TAP/ワイス/アボット他	4,394	−7%
シンバスタチン	高脂血症/スタチン	メルク	4,382	−16%
オランザピン	統合失調症薬	イーライ・リリー	4,202	−5%
リツキシマブ	抗がん剤/リンパ腫	バイオジェン・アイデック/ロシュ/中外	3,867	7%

(デンドライトジャパン(株)ユート・ブレーン事業部の調査による)

わが国では九八年に田辺製薬とノバルティス・ファーマ社から発売された。

ワーナー・ランバート社(現ファイザー社)が開発した「アトルバスタチン」は、九七年に米国で発売され、国内では山之内製薬(現アステラス製薬)が二〇〇〇年に商業化した。重症の高コレステロール血症患者の総コレステロール値とLDLコレステロール値を最高六〇%まで下げると言われる。塩野義製薬の研究陣が合成し、アストラゼネカ社(英国)が開発を引き継いだ「ロスバスタチン」は、最初オランダで発売され(〇三年)、その後世界規模で商業化された。コレステロール低下作用はアトルバスタチンよりも強いと言われる。「ピタバスタチン」は、九一年に日産化学工業と興和が共同で開発した合成スタチンで、欧州ではアベンティス社が開発した。ア

表1 世界の医療用医薬

順位	製品名
1	リピトール
2	プラビックス
3	エポジェン/プロクリット/エスポ
4	ノルバスク
5	セレタイド/アドベア
6	ネクシアム
7	タケプロン/プレバシッ
8	ゾコール(リポバス)
9	ジプレキサ
10	リツキサン/マブセラ

トルバスタチンに近い薬効がみられる。

ロバスタチン、シンバスタチン、プラバスタチン三者の血中コレステロール低下作用を単位重量(ミリグラム)あたりで比較すると、ロバスタチンとプラバスタチンが同程度で、シンバスタチンは両者のほぼ二倍強い。しかし、患者に投与する臨床用量で比較すれば、薬効だけでなく、副作用の種類と発生頻度にも差が認められない。合成スタチンも臨床用量で比較すれば、薬効と副作用の両面で他のスタチンと大差がないが、アトルバスタチン、ロスバスタチンのように、投与量を上げるとLDLコレステロール値を六〇%まで下げるものもある。

天然スタチン(コンパクチンとロバスタチン)に比べ、合成スタチン(フルバスタチン、アトルバスタチン、ロスバスタチン)は疎水部(胴部+腕部)の構造が大きいだけに、コレステロール合成酵素の活性中心との相互作用(結合)部位が多い。一例を挙げると、ロスバスタチンの疎水部は疎水結合に加え、コレステロール合成の律速酵素であるHMGCRの活性中心の一部と「イオン結合」で結合している。

スタチンはHMGCRと競合して活性中心と結合するだけでなく、活性中心の立体構造

(コンフォメーション)を変えることも明らかになった。アトルバスタチン(おそらくロスバスタチン、ピタバスタチンも)が天然および半合成スタチンに比べ阻害活性が強く、LDLコレステロール値を六〇%も下げるのは、イオン結合などによるHMGCR分子の立体構造の変化にあると見られる。

世界中で使用されている医療用医薬品は一万品目をゆうに越すとみられるが、二〇〇五年には、世界の医療用医薬品売り上げベストテンの二つをスタチンが占めた。一位のアトルバスタチンが一三〇億(米)ドル、八位のシンバスタチンが四四億ドルである(表1)。

5 大規模臨床試験から見えてきたこと

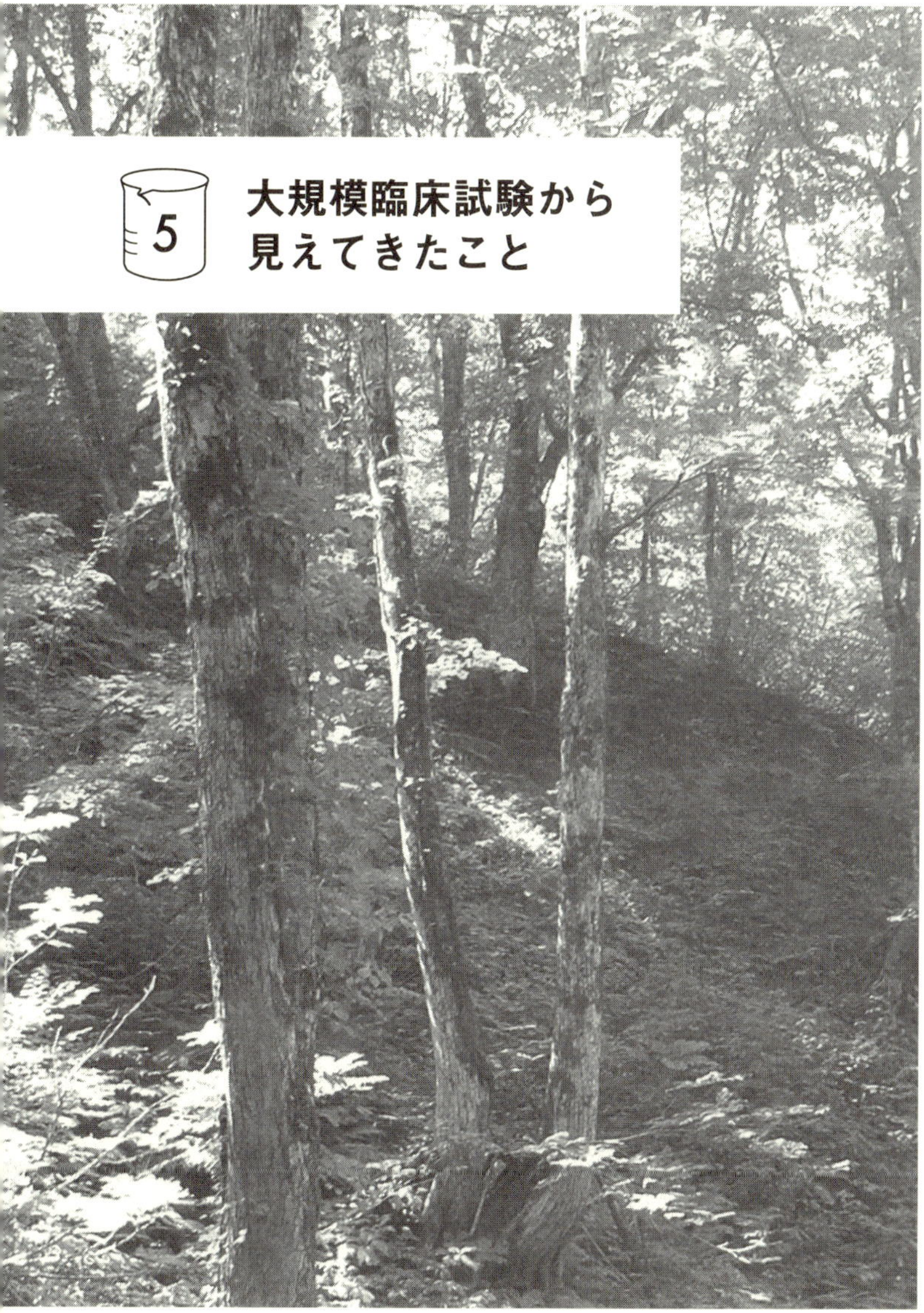

コレステロール値を下げて心臓発作が減ったのか

薬物療法で血中コレステロール値を下げるのは、心筋梗塞などの冠動脈疾患を予防するためである。したがって、スタチンが薬効と安全性に優れた脂質低下剤であるというだけでは不十分で、スタチンがコレステロール値を有意に下げた結果、冠動脈疾患の発症率と死亡率の双方が有意に低下することを立証しなければ、スタチン療法の目的を達成したことにはならない。

一九八七年からの一〇余年間に、クロフィブレート、コレスチラミン、ゲムフィブロジル（クロフィブレート系）、およびニコチン酸などの薬物を患者に数年間投与し、コレステロール値低下率、心臓発作の発症率、とそれによる死亡率、総死亡率などを追跡調査した臨床試験の成績が数報発表された。そのほとんどで、心臓発作発症率の低下が認められたものの、総コレステロール値の低下率（九〜一三％）に有意差が認められない、総死亡率が下がらない、それどころか逆にガンによって増加する、などの問題があって、コレステロール低下剤の有用性を完全に立証するまでには至らなかった。

こうした情況を背景にして、一部の批評家と医師たちはコレステロール療法に懐疑的で、「薬でコレステロール値を下げるのは危険が多い」「コレステロール値を下げても寿命は延びない」「冠動脈疾患死が減っても総死亡率が変わらなかったら、コレステロール値を下げることに意味があるのか」「コレステロール値を下げると情緒不安と(または)暴力のリスクが高くなるのではないか」といった論評を繰り返していた。この、いわゆる「コレステロール論争」はスタチンの大規模臨床試験の成績が発表されるまで続いた。

大規模臨床試験

大規模臨床試験では、数千人もしくはそれ以上の患者を薬物投与群とニセ薬投与群(プラセボ投与群)に分けて、患者と医師にはどの患者がどちらの群に所属するかを知らせず、数年間投与を続け、総コレステロール値、LDLコレステロール値、HDLコレステロール値、心臓発作(致死性、非致死性の心筋梗塞および不安定狭心症など)の発症率、総死亡率などを追跡調査する(これを『二重盲検法』と呼ぶ)。試験には心臓発作未経験者を対象とする「一次予防試験」と、経験者を対象にする「二次予防試験」がある。

スタチンの大規模臨床試験の最初の例は、九四年に発表されたシンバスタチンの二次予防試験「4S」である。この試験には五ヵ国(デンマーク、フィンランド、アイスランド、ノルウェー、スウェーデン)の九四施設(大学病院等)に所属する三八〇名余の医師が参加した。投与する対象者は年齢三五~七〇歳、総コレステロール値が一〇〇ミリリットルあたり二一三~三〇九ミリグラムの心臓発作経験者四四四四名(シンバスタチン群二二二一名とプラセボ群二二二三名)である。それは五年間にわたり追跡調査された。

その結果、総コレステロール値は二五%、LDLコレステロール値は三五%の有意な低下が認められ、HDLコレステロール値は逆に八%上昇した。心臓発作の発症率は三四%、総死亡率は三〇%それぞれ有意に低下し、コレステロール低下療法の「利益」が初めて立証された。これによって数十年間続いた「コレステロール論争」に終止符が打たれた。

翌九五年には、ブリストル・マイヤーズ・スクイブ社が三五〇〇万ドル(当時のレートで約五〇億円)を投じたプラバスタチンの一次予防試験「WOSCOPS」の成績が報告された。この試験では年齢が四五~六四歳で高コレステロール血症(総コレステロール値が平均二七二ミリグラム)の男性患者六五九五名を二群に分け、プラバスタチンかプラセボを五年間投与した。その結果、プラバスタチン群では総コレステロール値が二〇%、LDLコレステロール値が二六％の低下が認められた。プラバスタチン群の心臓発作発症率はプラセボ群に比べ三一％低く、総死亡率は二二％少なかった。

九六年にはコレステロール値が二四〇ミリグラム以下を対象にしたプラバスタチンの二次予防試験「ＣＡＲＥ」が、続いて九八年には血清総コレステロール値が平均的な被験者を対象にしたロバスタチンの一次予防試験「ＡＦＣＡＰＳ／ＴｅｘＣＡＰＳ」と、総コレステロール値が一五五〜二七一ミリグラムの人を対象にしたプラバスタチンの二次予防試験「ＬＩＰＩＤ」の成績が相次いで発表された。

二〇〇〇年までに発表された五つの大規模臨床試験をまとめると、ＬＤＬコレステロール値では二五〜三五％、心臓発作の発症率では二四〜三五％の低下が、コレステロール値が正常範囲の人と高い人、心筋梗塞経験者と未経験者のすべてで認められた。さらに、心臓発作による死亡率が二〇〜四〇％減少したのに加え、４Ｓ、ＷＯＳＣＯＰＳ、ＬＩＰＩＤの各大規模臨床試験では総死亡率でも二〇〜三〇％の低下が認められた。

上述の五つの大規模臨床試験に、〇一年に発表されたシンバスタチンの大規模臨床試験「ＭＲＣ／ＢＨＦ‐ＨＰＳ」と〇三年に発表されたアトルバスタチンの大規模臨床試験「ＡＳＣＯＴ」を加えた七つの大規模臨床試験の成績をまとめると、ＬＤＬコレステロール値は二五〜三五％低下し、また心臓発作の発症率は二五〜三〇％低下することが認められた。

特筆すべきは、同様の成績が治験開始時のＬＤＬコレステロール値は正常範囲にあるが、常習喫煙、高血圧、糖尿病などの「ハイリスク」をもつ人にも認められたことである。動脈硬化プラークが炎症によって不安定化し、これが心臓発作の引き金になることはよく知られている。コレステロール値が正常範囲にあるハイリスク患者でも心臓発作の発症率が低下するのは、スタチンの抗炎症作用によるといわれる。

コラム●リスクとコレステロール値

一九八五年に、米国は国家コレステロール教育プログラム（ＮＣＥＰ）を立ち上げ、ＮＣＥＰエキスパート・パネルは八八年のガイドライン（『ＡＴＰＩ』と略称）を皮切りに、ＡＴＰII（九四年）、ＡＴＰIII（〇一年）、ＡＴＰIIIの改訂版（〇四年）を発表してきた。以下にＡＴＰIII改定版の要点を示す（コレステロールを下げるためには運動、食事、体重コントロールなどライフスタイルの改善が重要であるとも強調している）。

高リスク者　心臓病患者と糖尿病患者またはそれ以外のリスクファクター（男子四五歳、女子五五歳以上、常習喫煙、高血圧、心臓病の家族歴など）が二つ、またはそれ以上あるヒトは、LDLコレステロール値の目標値を一〇〇ミリリットルあたり一〇〇ミリグラム以下とする。心臓発作経験者など特にリスクが高い患者では目標値を七〇ミリグラム以下とする。

中リスク者　リスクファクターを二つ、またはそれ以上有し、今後一〇年以内の心臓発作(致死性および非致死性)発症率が一〇〜二〇%のヒトは、LDLコレステロール値の目標値を一三〇またはそれ以下とする。症状が重いケースでは一〇〇以下に下げる。

低リスク者　リスクファクターが一もしくは〇のヒトは、LDLコレステロール値を一六〇またはそれ以下とする。

一九六〇年から〇二年までの約四〇年間に、二〇〜七四歳の米国男女のコレステロール値は二二二ミリグラムから二〇三ミリグラムに低下した。高齢者(六〇〜七四歳)について見ると、この間に男性では一二%、女性では一五%低下した。米国政府は二〇一〇年までに、コレステロール値が二四〇以上の成人の割合を一七%まで下げることを目標に掲げていたが、最近一〇年で、その割合が一七%まで減少し、八年も早く目標を達成したと発表した。コレステロール値が予想以上のスピードで下がった最大の原因は、スタチン治療の普及にあるとみられる。

多彩な生理・薬理作用

大規模臨床試験は、スタチンの冠動脈疾患予防作用を調べるために行なわれたものであるが、冠動脈疾患以外の疾患に対するスタチンの予防作用を予測する調査研究にも広く利用されてきた。この種の研究から、冠動脈疾患を除く数々の疾患に対するスタチンの予防作用が示唆された。

これとは別に、基礎研究からスタチンの生理・薬理作用が予測された疾患もいくつか報告されている。

アメリカでは三〇〇万人以上の人が脳血管疾患にかかり、年間一五万人が脳卒中で死亡している。脳卒中は冠動脈疾患に次ぎ、死亡者数で第三位を占め、しかも重篤な障害者数ではトップの座にある。脳卒中の危険因子としては高血圧を筆頭に、喫煙、飲酒などが知られている。以前は、高コレステロール血症の改善は、脳卒中の予防にあまり寄与しないと考えられていた。ところが、スタチンの大規模臨床試験（4S、CARE、LIPID、ASCOTなどから、スタチンが脳卒中の発症率を三分の二に下げることが示された。

骨粗鬆症は五〇歳以上の女性の二〇%近くにみられ、米国内だけでも一五〇万人の患者がいる。骨粗鬆症の中で多いのは転倒時の臀部骨折や抱擁時の肋骨骨折などである。体の骨格を形成する骨は、道路の補修工事のように、「破骨細胞」による破壊(穴掘り)と「骨芽細胞」による補修(再充塡)の二つの作用のバランスで維持されている。骨粗鬆症は補修が破壊に追いつかないときに起こるもので、この結果、骨は希薄でもろくなる。

現存する骨粗鬆症の治療薬「ビホスホネート系薬剤」とエステロゲン療法はすべて破骨細胞を抑えるもので、骨芽細胞の働きを活性化して、破壊された骨の補修を促進するものはない。したがって、発見されたときに、すでに骨の二〇~三〇%を失っている患者の骨を元に戻す手段はこれまでなかった。

一九九九年に、動物実験でロバスタチンとシンバスタチンが骨の形成(補修)を活性化することが示された。若いマウスの頭蓋冠上にロバスタチンを五日間皮下注射したところ、骨の量が対照マウスに比べ五〇%も増えたのである。シンバスタチンを三五日間経口投与した卵巣摘除ラットでも骨量の増加がみられた。

スタチン服用者群と非服用者群の骨折の発症率を比較した調査結果がこれまでいくつも報

告されているが、まだ結論が出ていない。スタチン服用者群は非服用者群に比べて骨粗鬆症の発症率が五〇～七〇％も低いとする報告と、両群の間に有意差が認められないとする報告が拮抗しているからである。これらの中で対象を高齢者の男性九万一〇〇〇人に絞った最も信頼性のおける大規模調査によれば、スタチン服用グループは非服用グループに比べ、骨粗鬆症が三分の一少ない。どちらが正しいかは二重盲検法による正規の臨床試験によって明らかにされるであろう。

疫学研究によれば、高コレステロール血症患者にはアルツハイマー病が多い。コレステロールを運ぶリポタンパクの一つ「アポリポタンパクE・タイプ4」（アポE4）はアルツハイマー病の主要な危険因子の一つとして知られ、アポE4に多形現象が見られる患者には高コレステロール血症とアルツハイマー病が多いという。

アルツハイマー病患者の脳にはβアミロイドペプチド（Aβ）が蓄積し、これが脳の神経変性の原因になると考えられる。Aβはβアミロイド前駆体タンパク（APP）のペプチド分解により生成するが、コレステロールがAβの生成を促進する例が報告されている。こうした事実はコレステロールとアルツハイマー病の因果関係を強く示唆するもので、高コレステロール血症の治療がアルツハイマー病の予防に繋がる可能性を示唆する。

スタチンの大規模臨床試験から、スタチンの投与を受けた患者は投与を受けない患者に比べアルツハイマー病が三分の一から二分の一も少ないことが示唆されている。これを立証する正規の臨床試験はまだ行なわれていないが、小規模臨床試験ではスタチンのアルツハイマー病予防効果が示されている。

スタチンがコレステロール合成を制御する酵素HMGCRを阻害するとメバロン酸が減り、その後いくつもの酵素反応を経てNO(一酸化窒素)合成酵素が活性化されて、NO濃度が上昇する。NO濃度が上がると炎症が抑えられるだけでなく、血管拡張と血管形成が促進される。炎症は動脈硬化プラーク(病斑)を不安定にして心臓発作を誘発するが、スタチンが炎症を抑える結果、プラークが安定化して心臓発作を防ぐことは臨床研究からも支持されている。スタチンの冠動脈疾患予防作用が高コレステロール血症患者だけでなく、コレステロールが正常な患者でも認められるのは、スタチンのもつやはり抗炎症作用に負うところが大きいとみられる。

心臓移植を受けた患者の中で、スタチンを服用していた患者は服用していない者に比べて予後が優れていることなどから、スタチンの免疫抑制作用がある程度予測されていた。○二年にはヒト血管内皮細胞、単球マクロファージなどの培養細胞で見られる、主要組織適合性複合体II(MHCII)のγインターフェロンによる誘導的発現がスタチンで抑制され、その結果T細胞の活性化も抑えられることがわかった。スタチンと一緒にメバロン酸を加えるとMHCIIの誘導的発現とT細胞活性化の阻害が認められないので、スタチン効果の原因はHMGCR阻害にあると結論できる。スタチンの抑制作用はMHCIIの誘導的発現に特異的で、CIIトランスアクチベーターとMHCIIの構成的発現には影響しない。

こうした成績は、スタチンが既存のものと異なる新タイプの免疫調節剤であることを示すもので、免疫応答に原因がある自己免疫疾患、たとえば、慢性関節リウマチ、I型糖尿病、多発性硬化症などの治療に役立つ可能性を示唆する。〇四年には、小規模の臨床試験ではあるが、スタチンが多発性硬化症の治療に有効なことが示された。

スタチンは、ガンを誘発する、血中コレステロール値を下げるとガンが増えるなどと言われた時期も過去にはあった。しかし、大規模臨床試験などから、スタチンが大腸ガン(結腸・直腸ガン)、メラノーマ(皮膚ガン)、乳ガン、前立腺ガンなどを予防することがいくつも報告されている。スタチンの抗ガン作用は基礎研究でも支持されている。スタチンの抗ガン活性には、スタチンの抗炎症作用も関わっているとみられる。

「神経線維腫症I型」(NF1)は三〇〇〇~四〇〇〇人に一人の頻度で見られる神経性の遺

伝性疾患で、米国には一〇万人の患者がいると言われる。この疾患は皮膚などにできる腫瘍（神経線維腫）を特徴とするが、患者の半数では学習障害と知能障害が見られる。〇五年には、遺伝子変異によってＮＦ１を発症するマウスを用いて、失われていた学習能力がロバスタチンによって正常マウスを凌駕するレベルまでに改善されることが示された。ＮＦ１に対する有効な治療がないだけに、米国の食品医薬品局（ＦＤＡ）はＮＦ１患者を対象にした臨床試験をいち早く承認した。

エピローグ

私は一九三〇年代のはじめに東北地方の山村に生まれた。太平洋戦争(一九四一〜四五年)と重なった小学校時代には、医者か科学者になりたいと思った。この背景には五歳のときに囲炉裏で火傷を負ったこと、火傷が縁で、野口英世の生い立ちと生涯を知ったこと、四年生のときに肺炎に罹り、その翌年には最愛の祖母を胃ガンで失ったことなどがあったものと思う。

小学校高学年の頃は勤労奉仕といって、クラス全員が農家で田畑の農作業の手伝いや、近くの山野での山菜採りなどをした。近くの山野と小川は毎日の遊び場でもあった。終戦直後の中学・高校時代は、食料、とりわけ米が不足して国中が困っていたので、農業に熱心な父の影響もあって、将来は農業技師になって食糧増産のために働こうと思った。

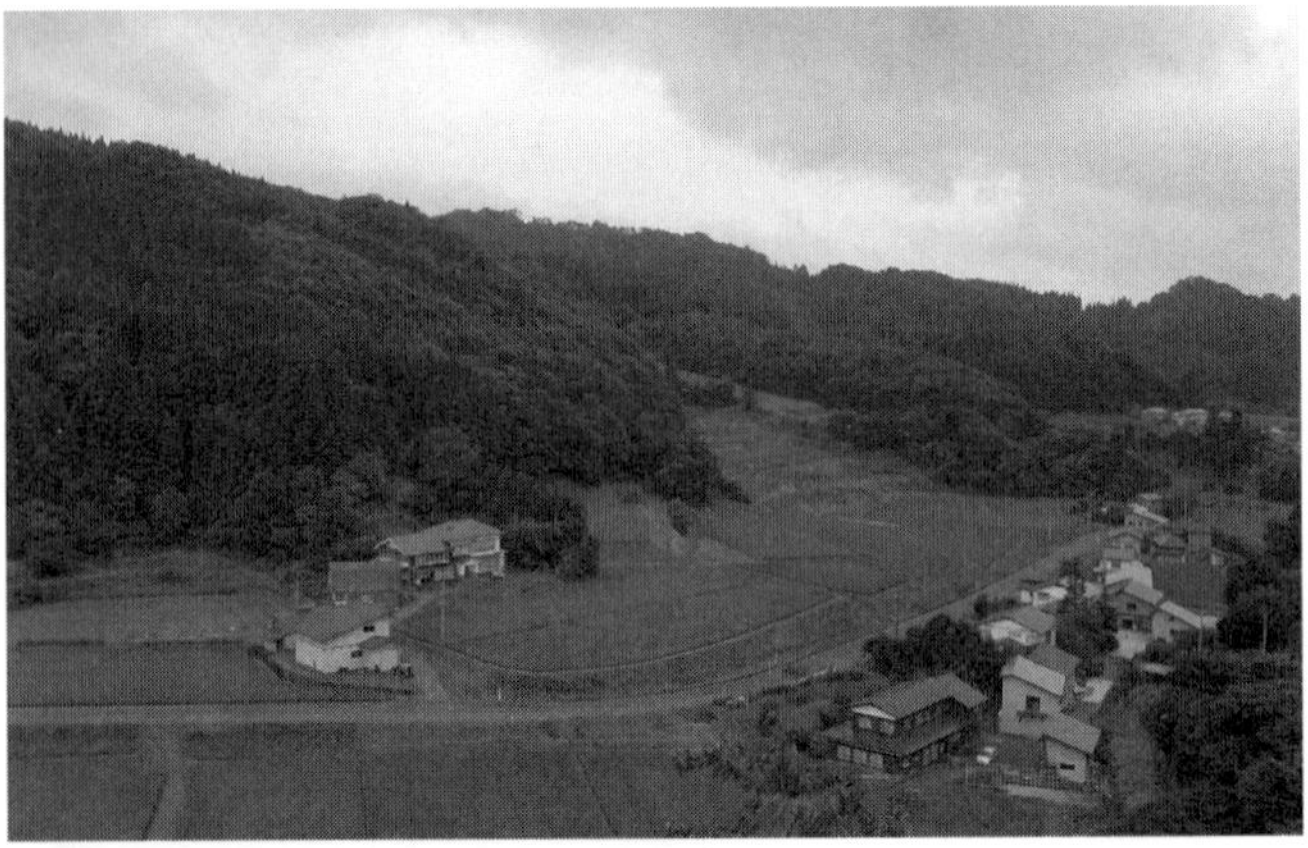

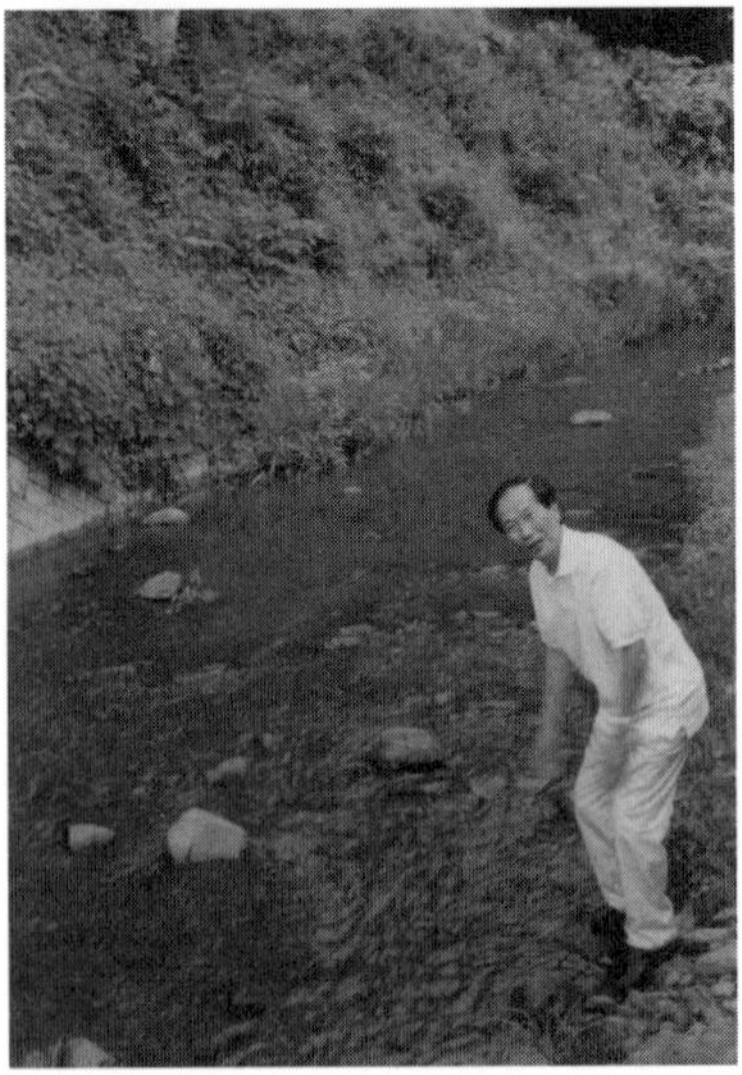

上：生家周辺の風景（遠藤正悦氏撮影）
下：生家前を流れる小川に立つ著者
上流には人家がないので，当時（少年時代）は飲用水にもなった清流．生活用水（風呂，洗濯など）としても利用されていたが，子供たちの遊び場でもあった．（遠藤千芽氏撮影）

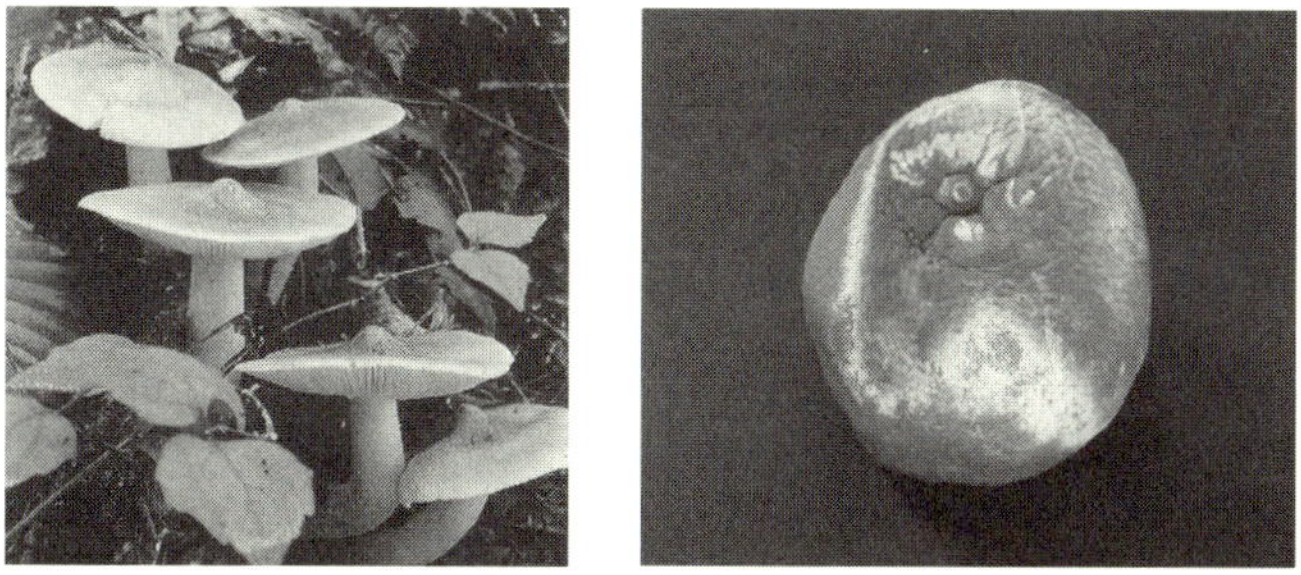

図10　ハエトリシメジ(左)と青カビが生えたミカン(右)

中学時代には祖父に連れられて、秋には、近くの山へキノコ採りによく出かけ、食べられるキノコと毒キノコの見分け方を教わった。キノコの毒成分のほとんどが煮ると煮汁に移る(水溶性物質な)ので、煮汁を捨ててよく水洗いをすれば、毒キノコでも食べられることも知った。キノコのなかでマイタケが最も珍重されたが、私は人もハエも殺す毒キノコのベニテングタケと人には無害で美味しいのにハエを殺すハエトリシメジに興味があった。高校時代には祖父の教えのとおり、ハエトリシメジの殺ハエ成分が水溶性物質であることを確認した。

母の麹づくりを手伝って麹菌(カビ)を知り、農作業を体験してイネの大敵であるイモチ菌(カビ)と出会い、冬場にはみかんに生える青カビを恨めしく思う、などの生活の中からカビに興味が向いたのも高校時代であった(図10)。

農業技師を目指して入った東北大学農学部の一、二年次では、有機化学が好きだったので、農業生産に欠かせない農薬と肥料の製造と利用に関心があった。が、学年が進むにつれて、「応用微生物学」、つまり微生物(カビ、キノコなど)を医薬、農薬、発酵食品の製造に利用する研究に興味が変わっていった。これに拍車をかけたのが、青カビからペニシリンを発見したアレキサンダー・フレミングの伝記『フレミング博士』L・ルドビィチ著、小松信彦訳、法政大学出版局、一九五四)であった。大学卒業後はハエトリシメジの殺ハエ成分を研究したかったので、医薬と農薬を製造販売する三共(株式会社)に入社した。三共では希望したハエトリシメジの研究は認められなかったが、ワインと果汁の製造に用いる酵素「ペクチナーゼ」をつくる食品工場に勤務、その後中央研究所で、好きなカビとキノコがつくるペクチナーゼの開発と生化学研究とを一九六五年まで続けた。

ペクチナーゼの研究が終わりに近づいた一九六三年には、海外留学を控え、留学中とその後の研究テーマについて考えた末、当時人気が高く、多くの研究者が殺到した核酸とタンパク質を避けて、脂質(コレステロール、脂肪酸など)の生化学研究を選んだ。脂質を選んだ一番の理由は、研究者が少ない、つまり競争相手が少なかったからであった。一年後の一九六四年には、コンラード・ブロック、ヒョドール・リネンがコレステロールと脂肪酸の生合成研究でノーベル生理学医学賞を受賞した時代だった。

翌一九六五年暮れにブロックに留学したいと手紙を出したが、研究室が満員で受け入れてもらえなかったので、アルバート・アインシュタイン医科大学（ニューヨーク）に留学して、二年間（一九六六〜六八年）細菌細胞壁の合成酵素反応とリン脂質の関係を研究した。

共同研究者のL・ロスフィールドは数年前までニューヨーク大で臨床医をしていた経歴の持ち主であった。ロスフィールドから高コレステロール血症が動脈硬化と冠動脈疾患（心臓病）の主要な危険因子であること、米国では年間数十万もの人が心臓病で死亡していること、有効なコレステロール低下薬がないことなどを教わった。

私の関心がコレステロールの生化学からコレステロール低下薬の開発へ変わったのはこの時期である。帰国前の一九六八年初めには、『ニューヨーク・タイムズ』が「メルクとNIHの研究者が、歯垢を溶かすデキストラナーゼというカビの酵素を開発中である」と大きく報道した。この記事を読んで、フレミングが青カビからペニシリンを発見したことや、自分がカビとキノコのペクチナーゼを発見したことなど忘れかけていたことを思い出して、カビとキノコを利用してコレステロール低下剤を開発することを思いついた。

私は「米国の研究者と同じことをしても勝ち目がない」ことを留学中に痛感していた。カビとキノコからコレステロール合成（HMGCR）阻害剤を探す研究はその思いに叶った。ブロック博士らの業績を基盤にして、近い将来コレステロール合成阻害剤を合成化合物の中から探す研究者が出てくる可能性があったが、カビとキノコを用いる泥臭い仕事に賭ける研究者は現われそうになかった。

ブロック研究室(ハーバード大)に留学する機会には恵まれなかったが、アインシュタイン医大留学時代から博士が亡くなる数年前(九〇年代半ば)までの三〇余年間、折に触れて励ましと指導を受けることができた。偉大な科学者であるのに、偉ぶらない、温厚で人間味溢れるブロックの人柄に惹かれ、筆者は科学者の手本として尊敬し続けた。博士との出会いがなければ、私がコレステロールにのめり込むことは恐らくなかったであろう。

一九七五年一〇月、当時コンパクチンがラットのコレステロール値を下げないことで四苦八苦していた私は、ジョセフ・ゴールドスタインとマイケル・ブラウンに、「家族性コレステロール血症(FH)患者の培養細胞を分けてほしい」と手紙を書いた。コンパクチンが正常細胞だけでなく、FH細胞のコレステロール合成も阻害することを確認するためであった。すぐに、ゴールドスタインが「目的の細胞株が一株二〇ドルで公的機関から入手できる」と教えてくれた。これが二人との交流の始まりである。二人は当時からコンパクチンに強い興味を示し、優れたコレステロール低下剤になると予測していた。

一九七九年八月三〇日には、ゴールドスタインの初の来日が実現した。翌日の昼食後、彼を都内に案内した。明治神宮を皮切りに、東京タワー、西銀座デパート、松屋デパートの順に歩き回った。途中、東京タワー近くの「ロッテリア」でアイスクリームを食べ、西銀座デパートの喫茶店ではコーヒーを飲んだ。彼の希望で地下鉄にも乗った。夕方、ホテル・オークラで馬渕宏(金沢大医)を紹介した。この頃、馬渕はFH(家族性高コレステロール血症)患者数名をコンパクチンで治療中であった。

夕食後、ゴールドスタインと別れて帰宅すると、留守番をしていた長男から「ゴールドスタインから電話があった」と知らされた。すぐに電話すると、「君の考えに賛成だ」と言った。別れ際に私は投稿中の論文(ゲラ刷り)のコピーを彼に手渡してあった(Biochem Biophys Acta, vol 575(1979), p. 266–276)。論文はコンパクチンがラットの血中コレステロールを下げない原因に関するもので、効かない原因の一つは「(コンパクチンを投与しても)肝による血中コレステロールの取り込みが活性化されないからだ」との趣旨のことを書いた。ゴールドスタインが賛成したのはこの部分であった。これは換言すれば、「イヌ、サル、ヒトのコレステロール値が下がるのは肝による血中コレステロールの取り込みが活性化されるからだ」になる。

私は「取り込みの活性化にＬＤＬレセプターが関与している」ことには考えが及ばなかった。彼はそこに気づいたのである。ゴールドスタインとブラウンはデビット・ビルハイマー、スコット・グランデーらとの共同研究で、二年後の八一年にはイヌで、八三年にはＦＨ患者で、ロバスタチンがＬＤＬレセプターを活性化することを立証した。一九八五年、ブラウンとゴールドスタインは「コレステロール代謝に関する諸発見」でノーベル生理学医学賞を受賞した。

先のゴールドスタインとの会話はかなり昔のことだが、二〇〇三年、ゴールドスタインとブラウンの二人は「コレステロール研究の一〇〇年」と題するレビューで、「われわれは遠藤との共同研究で、スタチンが肝のＬＤＬレセプターを活性化することを示した」と書いている。二四年前の電話のやり取りを忘れずにいてくれたのだ。

一九九六年六月七〜九日の三日間、ブラウンとゴールドスタインのノーベル賞受賞一〇周年記念集会がストックホルムのグランドホテルで開かれた。記念集会には主催者側から招待された約一二〇名の医師と研究者が参加した。初日の七日は夕食会だけで、二日目の八日は二人が企画したシンポジウム「ＬＤＬレセプターからスタチンとその先まで――ベンチからベッドサイドへ」が開かれ、夜はノーベル晩餐会で有名なシティホールでの晩餐会に当てられ、三日目の九日午前は遊覧船による観光が組まれていた。

八日のシンポジウムで、ブラウンはLDLレセプター発見の経緯を述べた後で、コンパクチンがHMGCRを競合阻害することを証明した私たちの論文(FEBS Lett vol. 72 (1976), p. 323–326)の最初のページをスライドで示しながら、遠藤がスタチンの歴史を開いたと出席者に強調した。

この後で、マイケル・オリバーが三つの大規模臨床試験、4S、WOSCOPS、CAREの成績を紹介して、血中コレステロール療法が心臓発作の予防に有効で、総死亡率を下げることが初めて立証されたと結論した。オリバーは「コレステロール値を下げても死亡率は下がらない」「高脂血症治療は非循環器疾患死を増やしはしないか」などとする、脂質低下療法に批判的なグループの代表格であった。そのオリバー自らがスタチン治療の「利益」を認め、最後に「When the facts change, I change my mind. What do you do?」というジョン・メイナード・ケインズ(イギリスの経済学者・作家)の言葉を引用して締めくくった。

本シンポジウムはありがたいことに筆者らの貢献を再確認し、数十年間続いたコレステロール論争に終止符を打つ歴史的な会議となった。

遠藤　章

1933年秋田県の山村に生まれ，少年時代からカビとキノコに親しむ．大学では青カビからペニシリンを発見したアレキサンダー・フレミングの伝記に感銘を受け，以来現在までの約50年間，カビを主とする微生物の医薬と食品への応用研究に従事．1957年東北大学農学部卒業，三共(株)入社．1966年農学博士．アルバート・アインシュタイン医科大学留学，三共(株)発酵研究所主任研究員，同研究室長，東京農工大学農学部助教授，同教授を経て，1997年より同大学名誉教授，(株)バイオファーム研究所代表取締役所長．著書に『自然からの贈りもの――史上最大の新薬誕生』(メディカルレビュー社)．農芸化学賞，ウィーランド賞(独)，東レ科学技術賞，アルバート賞(米)，日本国際賞，マスリー賞(米)などを受賞．

岩波 科学ライブラリー 123
新薬スタチンの発見――コレステロールに挑む

2006年9月5日　第1刷発行
2007年5月7日　第3刷発行

著　者　遠藤　章（えんどう あきら）

発行者　山口昭男

発行所　株式会社 岩波書店
〒101-8002 東京都千代田区一ツ橋2-5-5
電話案内 03-5210-4000
http://www.iwanami.co.jp/

印刷・理想社　カバー・半七印刷　製本・中永製本

ISBN 4-00-007463-6　　Printed in Japan

21 世紀の人間としての生き方を問う

天と地と人の間で

生態学から広がる世界

鷲谷いづみ 著

ここちよさや安らぎ感をもたらす水辺，クマの棲む森，予測できない気候変動…….自然が本来的に備えている深い力と，生物多様性の保全や自然再生といった社会的な課題を同時に見つめる珠玉のエッセイ．自然をフィールドワークする生態学者が綴る文章は，私たちの感覚を研ぎ澄まし，ヒトの感性，こころに訴えかける．

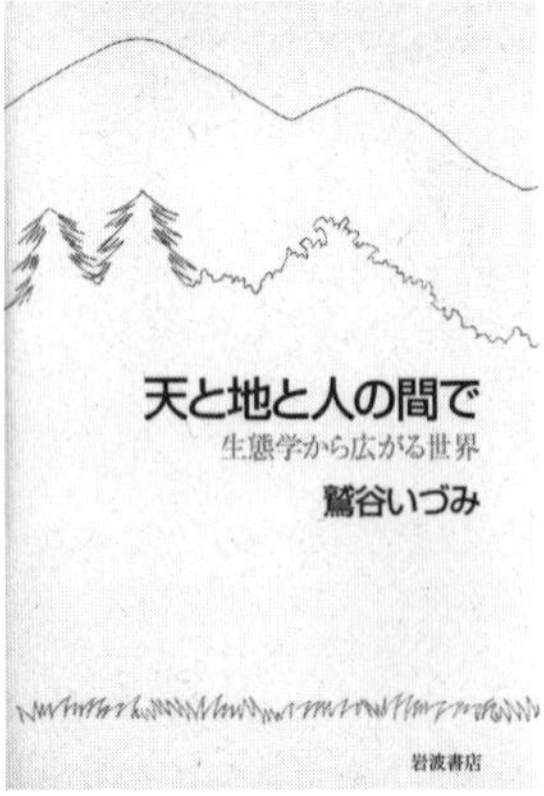

四六判並製　158 頁　定価 1680 円

わたくしはなぜ生物学に進んだのか

進化生物学への道

ドリトル先生から利己的遺伝子へ

長谷川眞理子 著

図鑑とドリトル先生シリーズによって動物の世界に誘われた著者は，いま「人間の本性」に迫るために進化的な視点から探求を進めている．この道に至るには，『ソロモンの指環』や『利己的な遺伝子』などの本や何人かの人との決定的な出会いがあった．動物好きの少女が進化生物学者に進化していった，興味津々たる読書の履歴書．

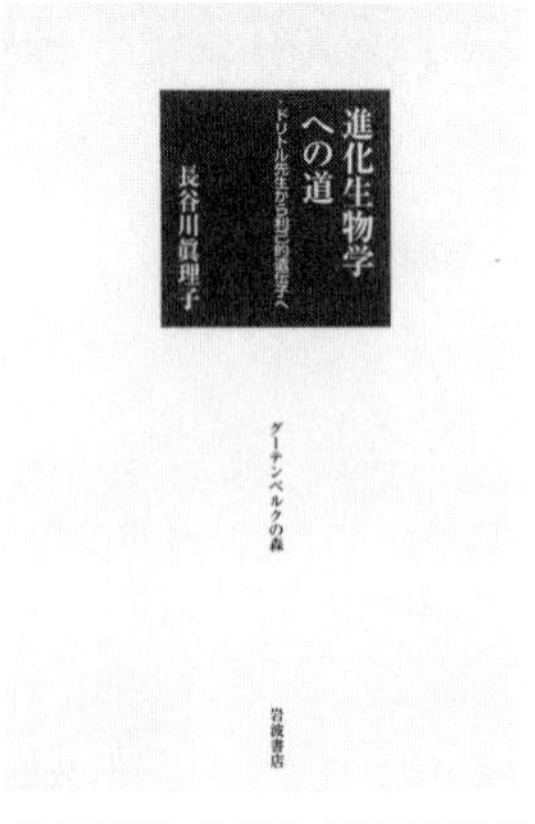

四六判上製　178 頁　定価 1890 円

岩波書店刊　定価は消費税 5% 込です
2007 年 4 月現在